eyeMAX Atlas of Biliary and Pancreatic Disease
Diagnosis and Treatment

eyeMAX 洞察

胆胰疾病诊疗图谱

（第2版）

名誉主编　令狐恩强　金震东　邹晓平

主　编　王　雷

北方联合出版传媒（集团）股份有限公司
辽宁科学技术出版社

图书在版编目（CIP）数据

eyeMAX洞察胆胰疾病诊疗图谱 / 王雷主编. -- 2版. -- 沈阳：

辽宁科学技术出版社, 2025. 5. -- ISBN 978-7-5591-4116-3

Ⅰ. R575.6-64

中国国家版本馆CIP数据核字第2025385ZB2号

出版发行：辽宁科学技术出版社

（地址：沈阳市和平区十一纬路25号　邮编：110003）

印　刷　者：辽宁新华印务有限公司

幅面尺寸：185mm×260mm

印　　张：12

字　　数：255千字

出版时间：2025 年 5 月第 1 版

印刷时间：2025 年 5 月第 1 次印刷

责任编辑：卢山秀

封面设计：郭芷夷

版式设计：郭芷夷

责任校对：闻　洋

书　　号：ISBN 978-7-5591-4116-3

定　　价：118.00元

联系电话：024-23284367

邮购热线：024-23284502

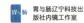
胃与肠辽宁科技出
版社内镜工作室

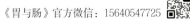
《胃与肠》官方微信：15640547725

& 张澍田

经内镜逆行胰胆管造影术（ERCP）技术经过 60 余年的发展，已经成为胆胰疾病诊疗的主要手段。由于传统 ERCP 技术无法直接进入胰胆管直视下观察病变，因此，胰胆管被称为"消化道最后一块盲区"，疾病诊断率一直偏低。为了突破传统 ERCP 间接影像、非直视的局限性，SpyGlass 等经口胆道镜不断涌现，实现了直视下对胰胆管相关疾病的诊断与治疗。近年来，以 eyeMAX 洞察为代表的国产胆道镜的问世，开启了胰胆管疾病可视化、精准化、微创化的新时代，临床意义重大。

作为中国消化内镜技术的发源地之一，南京大学医学院附属鼓楼医院消化内科积淀深厚，近年来在邹晓平教授和王雷教授的带领下，在消化疾病及消化内镜领域成果斐然，尤其在胆胰疾病的内镜诊治方面，不断创新，开拓进取。2021 年，由王雷教授领衔的消化内科团队与南微医学科技股份有限公司合作开发的具有自主知识产权的国产经口胆道直视化子镜系统—— eyeMAX 洞察一次性胰胆成像系统正式获批上市。目前，eyeMAX 洞察已经在全球广泛开展应用，具有操作性能优异、兼容性佳、内镜图像清晰、色彩还原度高等优势，并有配套取石球囊、取石网篮、圈套器、活检钳等专用器械。

2022 年，第 1 版《eyeMAX 洞察胆胰疾病诊疗图谱》发布后，作为国内第一本国产胆道镜图谱，受到广泛关注。如今，胆道镜技术发展迅速，新应用、新技术层出不穷。为了指导国内同行更好地开展国产经口胆道镜临床诊疗工作，王雷教授带领团队，精心整理 45 例 eyeMAX 洞察病例，汇编成第 2 版《eyeMAX 洞察胆胰疾病诊疗图谱》。本图谱从胆管疾病、胰腺疾病、胆囊疾病三个维度进行分享，对每个病例都从病史摘要、辅助检查、病理结果、诊断、后续治疗等方面进行全方位解析，并附以 eyeMAX 洞察手术视频。在每个章节中，作者还对 eyeMAX 洞察在人工智能（AI）、IPNB、IPMN、胆囊疾病等方面的应用进行了总结。本图谱对于广大消化内镜同道具有重要的指导意义，有助于提高胆胰疾病诊疗水平，特此推荐。

2025 年 4 月

令狐恩强

胆胰疾病在我国比较常见，并因为胰胆管的解剖位置特殊，胆胰疾病的诊治一直是困扰临床的问题之一。传统 ERCP 只能在 X 线下通过胰胆管造影获取间接影像，不能对胰胆管良、恶性病变等胆胰常见疾病进行精准诊断。为此，经口胆道镜应运而生，实现了经自然腔道对人体肝、胆、胰管进行直视观察，可用于胰胆管的探查、可疑病灶的精确活检、不明原因狭窄的诊断和处理、胰胆管复杂结石的处理等，显著提升对胆胰疾病的诊疗能力，引领 ERCP 从微创迈向超级微创。但传统经口胆道镜完全依赖进口，并面临价格高昂、成像清晰度低等问题，未能广泛开展应用。

南京大学医学院附属鼓楼医院消化内科消化疾病及消化内镜诊疗工作一直走在全国前沿，是我国成立最早的内镜中心之一。近年来，在邹晓平教授和王雷教授的带领下，胆胰疾病诊疗工作成绩斐然。自 2018 年 12 月开始，针对进口胆道镜的应用痛点，由王雷教授领衔的南京大学医学院附属鼓楼医院消化内科与南微医学科技股份有限公司合作研发的国产经口胆道直视化子镜系统——eyeMAX 洞察一次性胰胆成像系统，历时多年于 2021 年成功获批上市。国产 eyeMAX 洞察胰胆成像系统具有图像清晰、操作灵活、专属器械种类丰富的特点，在胰胆管插管、探查以及直视下活检、碎石取石等操作中成功率高，而价格上较进口同类经口胆道镜具有优势。如今，eyeMAX 洞察已经广泛应用于胆管、胰腺、肝内胆管、胆囊甚至是阑尾疾病的诊治，应用前景非常广阔。王雷教授带领南京大学医学院附属鼓楼医院消化内科团队，将近年来经口胆道镜临床应用经验和研究成果加以总结，并精选 45 例典型病例、400 多幅高清影像图片以及大量 eyeMAX 洞察诊疗高清视频，编撰成《eyeMAX 洞察胆胰疾病诊疗图谱》，为广大消化内镜同道提供参考。本图谱图文并茂、内容详尽、病种丰富，有助于帮助国内消化内镜同道缩短胆胰疾病诊治学习曲线，是一本非常实用的参考指南，特此推荐。

2025 年 4 月

金震东

  胆胰疾病覆盖范围广泛，从常见的胆管结石、胰腺炎到复杂的胆管癌、胰腺肿瘤，临床诊断和治疗一直存在不少痛点及难点。20 世纪 60 年代，经内镜逆行胰胆管造影术（ERCP）的出现，标志着人类从此进入了胆胰疾病诊疗的内镜时代。伴随超声、CT 等技术的发展，ERCP 经历了从诊断到治疗、从胆系到胰腺的发展阶段。但 ERCP 对 X 线片等间接影像的依赖，制约了其技术的发展。而胆道镜的问世，推动了 ERCP 从"经验引导"向"精准直视"的巨大转变。其不仅为临床医生提供了更为清晰的视野，实现精准诊断与治疗，提高了检出率，还显著提升了胆胰疾病的治疗效果。胆道镜引领胆胰疾病诊疗步入"直视"时代，点亮了消化道最后一块盲区。

  南京大学医学院附属鼓楼医院消化内科在邹晓平教授、王雷教授的带领下，胆胰疾病诊疗工作成绩斐然。2021 年，由王雷教授领衔的南京大学医学院附属鼓楼医院消化内科团队与南微医学科技股份有限公司历经数载攻关，合作研发的具有自主知识产权的国产经口胆道直视化子镜系统——eyeMAX 洞察一次性胰胆成像系统具有操作性能良好、兼容性极佳、内镜图像清晰、色彩还原度高等优势，一经问世，就在全球范围得到广泛应用。为了能够更好地助力广大内镜同行开展国产胆道镜诊疗，王雷教授团队从海量临床病例中精选 45 例典型病例，这些病例涵盖胆管结石、胆道狭窄、胰腺肿瘤、胆囊息肉等常见胆胰病症；并系统阐明病例，结合镜下高清图及手术视频等多元呈现方式，从影像特征解读到镜下操作，从治疗路径选择到术后追踪随访，进行完整复盘，旨在打造一本较全面的胆胰疾病的诊、治、研究的参考书。

  书中分享的"AI 在胆管狭窄直视诊断中的应用进展"，展望了未来 5G 技术、人工智能（AI）辅助诊断等新技术与 eyeMAX 洞察如何有机融合，从而推动胆胰疾病诊疗迈入"智能精准"时代。这本图谱不仅是工具书，更是兼具理论与实战的技术指南，我乐于为本书作序加以推荐，广大内镜同行读之将大有裨益。

金震东

2025 年 3 月

胆胰疾病的诊疗进展 创新技术的实操指南

游苏宁

2022 年金秋时节，有幸拜读南京大学医学院附属鼓楼医院王雷教授和邹晓平教授馈赠的第 1 版《eyeMAX 洞察胆胰疾病诊疗图谱》，这是第一部详细介绍国产经口胆道直视化子镜系统的专著。转眼 3 年过去，国产经口胆道直视化子镜技术发展迅速，创新应用不断涌现。经过南京大学医学院附属鼓楼医院消化内科团队的不懈努力，第 2 版《eyeMAX 洞察胆胰疾病诊疗图谱》正式出版。新版图谱以 45 例典型病例、超过 400 幅高清影像，系统呈现国产胆道镜技术在胆胰疾病诊疗中的创新应用，通过海量真实病例的影像资料与详细分析，全面分享了具有自主知识产权的 eyeMAX 洞察一次性胰胆成像系统的操作经验和应用体会。这本内容创新、印制考究、装帧精美，并且凝聚了南京大学医学院附属鼓楼医院消化内科众多一线医生心血的图谱，不仅对于广大内镜医生从事胆胰疾病诊疗具有极大的参考价值，更是我国内镜专业博学鸿儒们与民族医疗企业携手攻关，不断创新和技术更迭的见证。

胆胰疾病的诊疗进展

胆胰疾病是我国的常见病和多发病，部分也是难治性疾病。自 1968 年经内镜逆行胰胆管造影术 (ERCP) 问世以来，内镜医生对胆胰疾病的诊治能力得到了极大的提升，外科手术导致的创伤明显减少。在改善预后的同时，也大幅度节省了医疗资源。然而，ERCP 在临床治疗过程中也有一些不足，主要包括：诊断的精确度不足，无法对胆管进行直视化诊治，尤其对于胆管狭窄或管腔内充盈缺损的病变难以辨别性质；无法完成部分难治性结石的碎石与取石。由于无法在直视下观察病变，胆胰疾病的诊断率一直偏低。20 世纪 70 年代问世的经口胆道镜技术，实现了对胆管病变的直视下检查。随着技术的不断进步，多种经口胆道镜检查逐渐成为胆胰疾病临床影像诊断的"金标准"，有助于消化内镜医生对胆总管结石、胆管良恶性狭窄、各种胰腺疾病等多种胆胰疾病进行微创治疗，避免了传统外科手术带来的创伤。随着医者操作技术的日趋熟练，经口胆道镜的问世及其与 ERCP 技术的完美结合，更是引领胆胰疾病的诊治从间接影像阶段进入"直视"时代，大大提高了内镜对胆胰疾病的诊断效力，也拓展了胆胰内镜的诊治范畴，无疑成为近年来胆胰内镜领域内的一项重大进展。

典型病例的条分缕析

近年来，南京大学医学院附属鼓楼医院消化内科在胆胰疾病诊治领域成绩斐然，在王雷教授的带领下，消化内科团队将多年经口胆道镜在胆管疾病、胰腺疾病、胆囊疾病中的临床应用经验悉心整理，编撰成册。书中对每一个病例分别从病史摘要、辅助检查、病理结果与诊断、后续治疗等方面，进行详尽分析和复盘，并附有 eyeMAX 洞察诊断和治疗的高清影像。在胆管疾病部分，通过对 8 例 IgG4 相关性硬化性胆管炎、IPNB（胆管内乳头状瘤）、胆管癌的胆道镜诊断以及 13 例胆管狭窄超选、激光/液电碎石、射频消融等胆道镜治疗的病例分析，总结出 eyeMAX 洞察对胆管良、恶性狭窄以及困难结石等的诊疗价值，在章节结尾处，作者分享了胆道镜在人工智能应用以及 IPNB 诊治中的最新进展。在胰腺疾病部分，通过对 6 例胰腺良性狭窄、PanIn（胰腺上皮内瘤变）、IPMN（胰腺导管内乳头状黏液瘤）等确诊病例，以及 6 例激光碎石、射频消融、堵瘘和支架拔除等治疗病例的分享，全面分析 eyeMAX 洞察在胰腺疾病诊治中的广泛应用。胆囊疾病曾是传统 ERCP 的相对"盲区"，eyeMAX 洞察的问世为胆囊疾病的诊治提供了直视解决方案。本图谱利用较大篇幅，分享了 11 例 eyeMAX 洞察在胆囊结石、胆囊炎、胆囊肿瘤、胆囊碎石/取石、息肉切除等胆囊疾病中的应用和体会。对拥有高质量的病例以及高清晰度的影像收录与展示，使得本书成为目前国内病种覆盖最广、诊疗方式最全的胆道镜诊疗图谱。

创新技术的实操指南

南京大学医学院附属鼓楼医院消化内科是中国消化内镜事业的发源地之一，具有悠久的历史渊源和深厚的学术积淀。近年来，在王雷教授和邹晓平教授的带领下，聚焦于消化疾病及消化内镜领域的创新发展，尤其在经口胆道镜的临床应用方面积累了丰富的经验。他们秉持矢志创新的理念，经过多年的不懈努力，由王雷教授牵头，南京大学医学院附属鼓楼医院消化内科与南微医学科技股份有限公司合作研发出具有自主知识产权的国产经口胆道直视化子镜系统——eyeMAX 洞察一次性胰胆成像系统。经国内多个消化内镜中心广泛试用，证明该系统不仅操作性能良好，兼容性强，内镜图像清晰、色彩还原度高，可准确评估腔内状况和清晰观察黏膜表面情况，而且还能顺畅进行直视活检和碎石治疗。毋庸置疑，该系统的问世，很好地弥补了此前国外主流经口胆道镜系统存在的图像清晰度低、工作通道狭窄及价格昂贵等缺陷。作为我国医工结合的创新成果，该系统已经获批上市。尤为可贵的是，为了进一步推广这一创新成果，王雷教授带领团队齐心协力，无私分享 eyeMAX 洞察的操作实践经验，对于国内消化内镜同行来说，这将是一本非常宝贵的实操指南。相信本书的付梓，必将推动国产胆道直视化子镜的普及和应用，为胆胰疾病的规范化诊治提供学习路径，提高国内消化内镜同行的胆胰疾病诊治水平，为呵护人民健康贡献医者的聪明才智。

2025 年 4 月

前　言

王　雷

临床诊疗水平的提高，与医疗器械和设备的不断创新相辅相成，缺一不可。作为"消化内镜皇冠上的明珠"，ERCP 对医生技术水平和医疗器械有极高的要求。近年来，尽管 EUS 和 IDUS 等新技术的应用使胆胰疾病的诊疗水平提升到新的高度，但传统间接影像的诊疗方式仍然是广大消化内镜同行学习 ERCP 的痛点。

经口胆道镜的出现，使胰胆管疾病的探查和治疗变得像胃肠镜诊疗一样直观、精准。早期的胰胆管镜，由于依赖进口，存在价格、成像效果等诸多问题。为此，南京大学医学院附属鼓楼医院消化内科团队携手南微医学科技股份有限公司，历时 6 年研发，在国内率先推出 eyeMAX 洞察一次性胰胆成像系统。自 2021 年上市以来，eyeMAX 洞察以高清的成像质量以及优异的操作性能，已经在全球广泛开展应用。在医疗器械国产创新深入推进的今天，国产胆道镜的创新迭代，将胆胰疾病诊疗全面带入高清直视化时代。

2022 年，在 eyeMAX 洞察上市之初，我们出版了国内第一本《eyeMAX 洞察胆胰疾病诊疗图谱》。如今 3 年过去，国产胆道镜有了长足发展，胆道镜配套取石球囊、取石网篮、圈套器、活检钳等手术器械相继上市，新技术、新应用不断涌现。在此背景下，我们将近年来我们团队在胆管疾病、胰腺疾病、胆囊疾病的 eyeMAX 洞察应用经验和研究成果加以总结，编纂成册，推出第 2 版《eyeMAX 洞察胆胰疾病诊疗图谱》。希望我们的工作能够为同道带来一些参考，同时可以帮助胆胰内镜医生缩短胰胆管内镜学习曲线并规范其使用。

本图谱的编撰，要特别感谢墨西哥国立自治大学医学院 Dr. Zilberstein 的支持，以及南京大学医学院附属鼓楼医院胆胰疾病亚专科全体同仁和相关科室工作人员的帮助，集结成册是对我们工作的总结和肯定。同时，我们也要感谢本书籍编写过程中为我们提供大力协助的影像科、病理科同事，还要特别感谢我们科室多位年轻的研究生，更要特别感谢南微医学股份有限公司团队的大力支持。本书成稿后得到了张澍田教授、令狐恩强教授、金震东教授的指导和首肯，前辈师长的肯定也让我诚惶诚恐，游苏宁教授也欣然为本书作序，让我感动之余，更加肯定我们工作的价值。我们相信，随着 AI 等创新技术的深入应用，胆道镜纤细化、智能化的时代也将很快来临，我们也期待医工融合带来更多的创新和突破，在不断助力提升胆胰疾病诊疗水平的同时，也助力国产品牌高质量发展，造福患者。

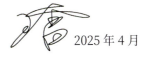

2025 年 4 月

视频使用说明

锤炼技术，成为杰出的胆胰内镜医生！

本书中有" "标记的病例，可通过扫二维码观看相对应的视频。

▶ 配套视频案例　　　深入讲解书中内容

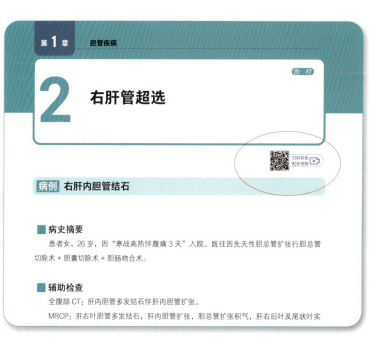

第 1 章　胆管疾病

2　右肝管超选

治　疗

扫码获取
配套视频

病例 右肝内胆管结石

■ 病史摘要

患者女，26 岁，因"寒战高热伴腹痛 3 天"入院。既往因先天性胆总管扩张行胆总管切除术 + 胆囊切除术 + 胆肠吻合术。

■ 辅助检查

全腹部 CT：肝内胆管多发结石伴肝内胆管扩张。

MRCP：肝右叶胆管多发结石，肝内胆管扩张，胆总管扩张积气，肝右后叶及尾状叶实

扫 码 获 取
配 套 视 频

目 录

第 1 章　胆管疾病

第 2 章 胰腺疾病

诊 断

治 疗

目 录

第 3 章　胆囊疾病

个案报道

使用新型胆道镜观察胆管内黏液性肿瘤的范围和形态，并采用壶腹切除术治疗

作者：Zilberstein, Netanel et al.

医师履历

- 医学博士：墨西哥国立自治大学医学院，墨西哥城
- 实习：哈佛医学院新英格兰女执事医院
- 内科住院医师：哈佛医学院新英格兰女执事医院
- 胃肠病学奖学金：乔治敦大学医院和退伍军人管理局医学中心，美国国家卫生研究院消化疾病分部
- 介入胃肠病学：阿姆斯特丹大学学术医学中心
- 该文发表于：VideoGIE, 6（9），页码 283 ~ 285
- 全文可在此查阅：https://www.videogie.org/article/S2468-4481(24)00031-6/fulltext

病例 eyeMAX 下胆胰疾病诊疗图详情

■ 病例来源

伊利诺伊州芝加哥拉什大学医学中心内科消化疾病和营养科介入与治疗内镜中心。

■ 病史摘要

65 岁男性，肝酶异常，提示胆汁淤积。MRCP 显示胆总管远端有 1cm 的充盈缺损，EUS 在同一位置发现了相同大小的强回声病变。行 ERCP 及括约肌切开术，确认胆总管远端充盈缺损，活检显示胆管内乳头状黏液瘤（IPNB）。患者有多种心肺并发症，不适合手术治疗，因此首选内镜下切除胆管内乳头状黏液瘤（IPNB）。

■ 病例图片

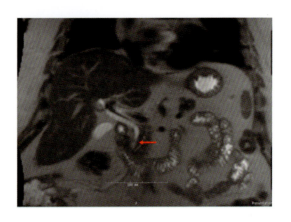 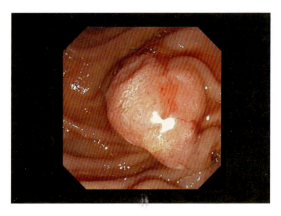

■ 器械选择

　　11Fr 的 eyeMAX 胆道镜具有更高的分辨率和胆管系统照明度，可提供更好的图像质量和胆管内乳头状黏液瘤（IPNB）的可视化。这使得我们能够对病变的形态和范围进行更详细的评估，有助于实现精确的靶向活检，并指导我们的内镜干预策略。1.6mm 活检钳可采集更大的组织样本，提高了组织学评估准确性。这种新型胆道镜提供了清晰的可视化图像、精确的纵向定位和活检能力，以支持 IPNB 的监测和内镜治疗计划。

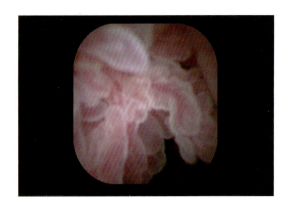 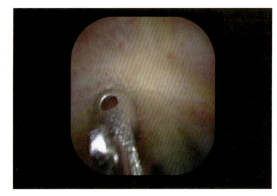

医学诊断

中、远端胆管活检证实存在胆管内乳头状黏液瘤（IPNB）伴低级别不典型增生（LGD）。在壶腹部可观察到低级别和高级别的不典型增生（HGD），组织学证据显示 IPNB 延伸至壶腹管和 Vater 乳头。

医学结论

尽管在切除的壶腹的烧灼深缘处仍有异型增生组织，但外周边缘未见异常增生。3 个月后进行 ERCP 随访和胆道镜检查，并对远端胆总管（CBD）中残留的 IPNB 进行活检，病理显示低级别瘤变，无高级别瘤变或恶性瘤变，内镜检查定于 6 个月后进行。

病理图片

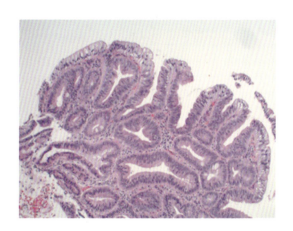

第1章

胆管疾病

1 IgG4 相关性硬化性胆管炎（1）

病例 **IgG4 相关性硬化性胆管炎、IgG4 相关性胰腺炎**

■ 病史摘要

患者男，69 岁，因"肤黄、尿黄 2 个月"入院。

■ 辅助检查

入院前外院完善 MRCP：胆总管下段管壁稍增厚、明显强化，伴肝内外胆管明显扩张，胰腺全程肿胀；全腹部增强 CT：考虑自身免疫性胰腺炎可能，累及胆总管下段，伴肝内外胆管扩张。查免疫球蛋白 G 亚型 49.87g/L，遂于外院行 ERCP，胆总管下段截断，行胆管刷片 + 活检 + 胆管塑料支架置入术 + ENBD，外院病理检查见不典型细胞，考虑为导管内乳头状黏液瘤伴中~重度异型增生。

■ 结果

ERCP 联合 eyeMAX 洞察成像系统检查 +EUS-FNA

排除禁忌后行 EUS-FNA：胆总管中下段管壁均匀增厚伴管腔狭窄，胆总管下段可见一低回声占位（图 1）；胰腺弥漫性肿大，回声减低，超声造影少许增强，胰管未见扩张（图 2）。排除禁忌后行 ERCP 见：胆总管中下段狭窄，狭窄长度约 2.5cm，胆总管上段及肝内胆管扩张（图 3）。

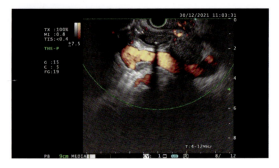

图 1 胆总管中下段管壁均匀增厚伴管腔狭窄及低回声占位

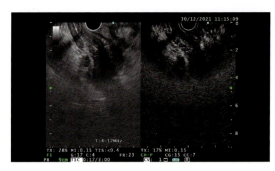

图 2 EUS：胰腺弥漫性肿大，回声减低，超声造影少许增强

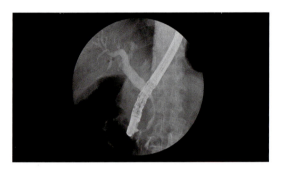

图 3 ERCP：胆总管中下段狭窄

eyeMAX 洞察成像系统所见

循导丝置入直接胆道镜：胆总管中下段均匀性狭窄，充血发红（图 4 ~ 图 7）。胆总管下段见腺瘤样占位，偏心改变（图 8、图 9）。在胆道镜直视下分别活检（图 10、图 11）。后置入胆管塑料支架及鼻胆管。

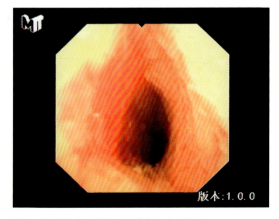

图 4 胆总管中下段均匀性狭窄，充血发红

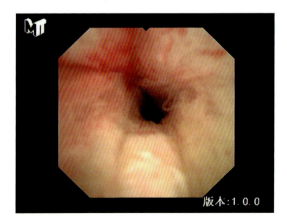

图 5 胆总管中下段均匀性狭窄，充血发红

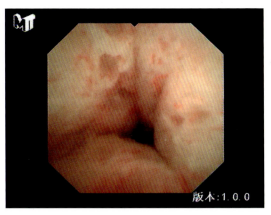

图 6　胆总管中下段均匀性狭窄，充血发红

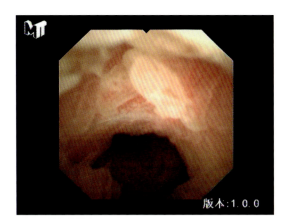

图 7　胆总管中下段均匀性狭窄，充血发红

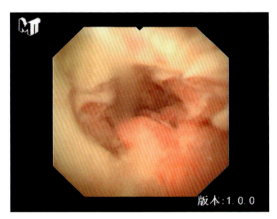

图 8　胆总管下段见腺瘤样占位，偏心改变

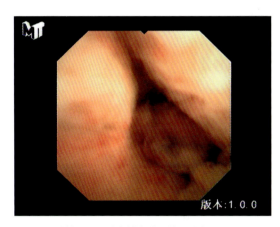

图 9　胆总管下段见腺瘤样占位，偏心改变

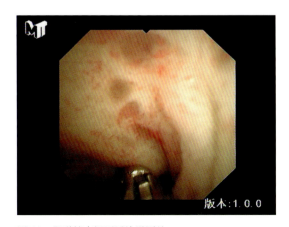

图 10　胆道镜直视下活检增厚处

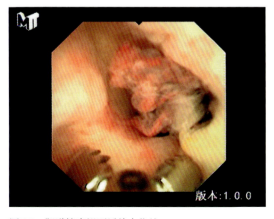

图 11　胆道镜直视下活检占位处

病理结果

胰腺穿刺活检：胰腺组织示腺泡萎缩，间质纤维组织增生伴多量炎症细胞浸润。免疫组化：IgG（++），IgG4（+++）。

胆管中下段组织：少量黏膜组织示慢性炎症伴黏膜脱落和间质纤维组织增生。

胆管下段组织：少量黏膜组织示慢性炎症伴黏膜脱落和间质纤维组织增生，组织经深度切片示局灶胆管黏膜上皮腺瘤样增生，请结合临床排除胆管腺瘤伴低级别瘤变等可能。

免疫组化：IgG（++，平均 3～5 个/HPF），IgG4（++，平均 0～2 个/HPF），IgG4/IgG ≈ 20%。

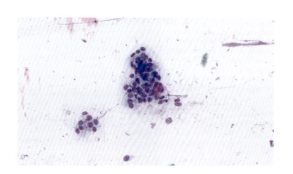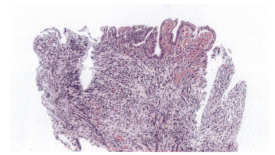

诊断

IgG4 相关性硬化性胆管炎、IgG4 相关性胰腺炎。

后续治疗

术后排除禁忌后予口服激素治疗，6 个月后再次入院复查，行 ERCP 见：胆总管中下段狭窄，狭窄长度约 2cm，胆总管上段及肝内胆管轻度扩张，较前明显好转（图 12）。循导丝置入直接胆道镜后见：胆总管中下段均匀性狭窄，瘢痕样改变，较前好转（图 13、图 14）。胆总管下段见腺瘤样占位，偏心改变，较前好转（图 15、图 16）。在胆道镜直视下活检胆总管下段（图 17）。后置入胆管塑料支架。

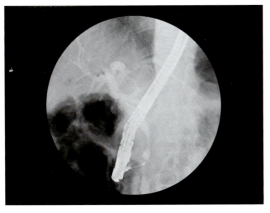

图 12 ERCP：胆总管中下段狭窄及上段扩张，较前好转

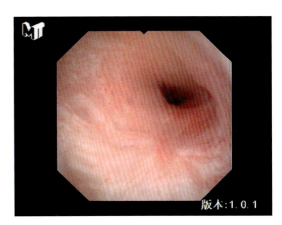

图 13 胆总管中下段狭窄，较前好转

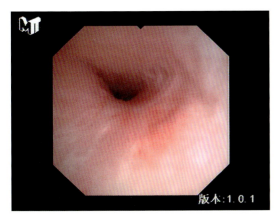

图 14 胆总管中下段狭窄，较前好转

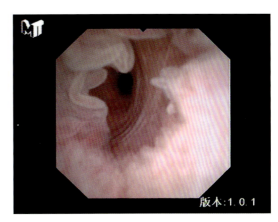

图 15 胆总管下段见腺瘤样占位，较前好转

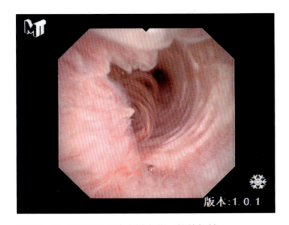

图 16 胆总管下段见腺瘤样占位，较前好转

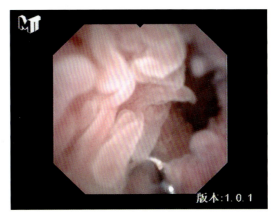

图 17 直视下活检下段占位处

诊 断

IgG4 相关性硬化性胆管炎（2）

病例 IgG4 相关性硬化性胆管炎、IgG4 相关性胰腺炎

■ 病史摘要

患者男，55 岁，因"反复上腹部不适 5 年余"入院。患者 5 年前于我院诊断 IgG4 相关性胰腺炎，IgG4 最高 7.01g/L，予激素治疗后症状间断反复，IgG4 最低约 1g/L。

■ 辅助检查

2 年前超声胃镜提示：胰腺肿大伴回声不均匀、胰头及胰体多发低回声、胰头及胰周多发液性暗区（图 1、图 2），行超声内镜引导下胰腺假性囊肿穿刺引流。1 年前患者症状反复，完善全腹部增强 CT：胰腺肿胀好转，周围渗出吸收，胰腺囊性灶缩小，肝内外胆管扩张，左肝内为著，左肝管及分支胆管走行区软组织密度影（图 3），胆总管下段局部管腔狭窄、增厚（图 4）。排除禁忌后行 ERCP：胆总管下段稍狭窄，上段胆管扩张，胰头部胰管稍狭窄（图 5）。予胆管清理、胰管扩张后留置鼻胰管。

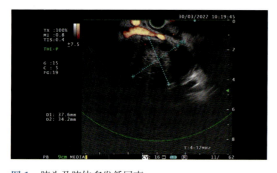

图 1　胰头及胰体多发低回声

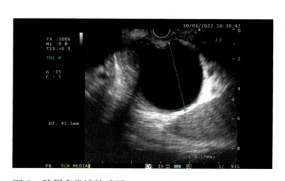

图 2　胰周多发液性暗区

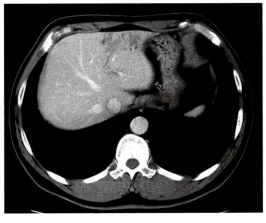

图3 左肝管及分支胆管走行区软组织密度影

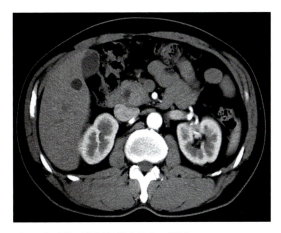

图4 胆总管下段局部管腔狭窄、增厚

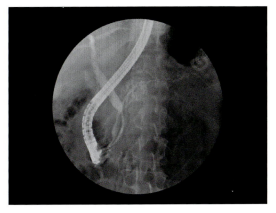

图5 ERCP：胆总管下段稍狭窄，上段胆管扩张，胰头部胰管稍狭窄

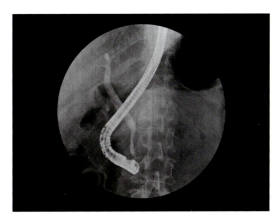

图6 ERCP：胆总管下段稍狭窄、僵硬，上段胆管稍扩张

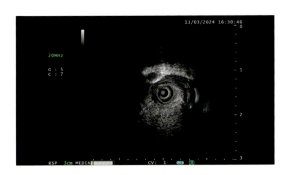

图7 IDUS：狭窄段胆管壁黏膜均匀增厚

结果

ERCP 联合 eyeMAX 洞察成像系统检查 +IDUS

本次患者再次入院评估胆管病变（图6、图7），排除禁忌后行 ERCP：胆总管下段稍狭窄、僵硬，狭窄长度约2cm，上段胆管稍扩张。循胆管导丝置入超声探头行 IDUS，可见狭窄段胆管壁黏膜均匀增厚。

eyeMAX 洞察成像系统所见

循导丝置入直接胆道镜见：左右肝管及中上段胆管壁尚光滑，散在结节样增生隆起（图8～图11），胆总管下段胆管壁黏膜粗糙、充血（图12～图14），直视下活检，质地稍僵硬（图15）。

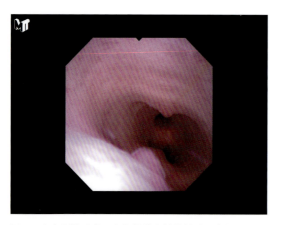

图8　左右肝管及中上段胆管散在结节样增生隆起

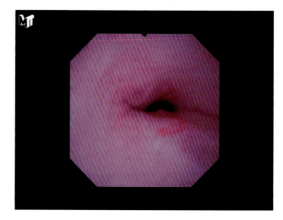

图9　左右肝管及中上段胆管散在结节样增生隆起

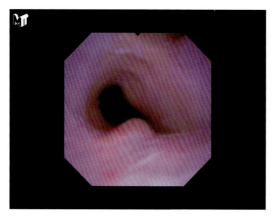

图10　左右肝管及中上段胆管散在结节样增生隆起

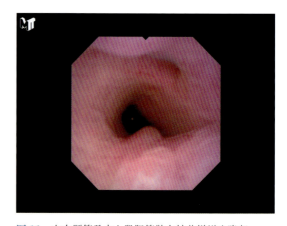

图11　左右肝管及中上段胆管散在结节样增生隆起

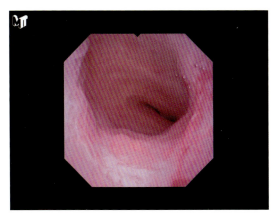

图 12 胆总管下段胆管壁黏膜粗糙、充血

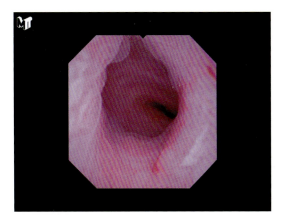

图 13 胆总管下段胆管壁黏膜粗糙、充血

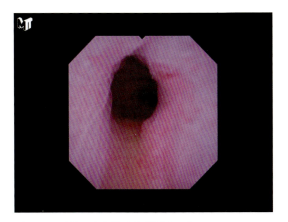

图 14 胆总管下段胆管壁黏膜粗糙、充血

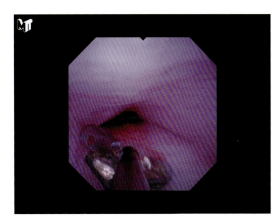

图 15 直视下活检，质地稍僵硬

■ 病理结果

左肝管：送检为纤维结缔组织，内见散在淋巴细胞浸润。

右肝管：送检为纤维结缔组织，内见散在淋巴细胞浸润。

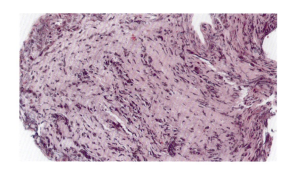

■ 诊断

IgG4 相关性硬化性胆管炎、IgG4 相关性胰腺炎。

■ 后续治疗

随访 3 个月，一般情况良好。

3　胆管内乳头状黏液瘤（1）

病例 胆管内乳头状肿瘤伴低级别上皮内瘤变

■ 病史摘要

患者女，83 岁，因"腹部胀痛 1 月余"入院，既往 9 年前行胆囊切除术，5 年前因十二指肠恶性肿瘤行肠粘连松解 + 胆囊床肝脏切除 + 远端胃大部切除 + 胃空肠吻合 + 胆总管切开探查 +T 管引流术。

■ 辅助检查

全腹部 CT 平扫：肝门部片状软组织密度影，其上方肝内外胆管扩张（图 1），胆囊显示不清，胆总管下段结石（图 2）。

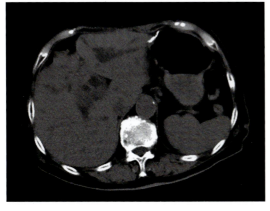

图 1　肝门部片状软组织密度影，上方肝内外胆管扩张

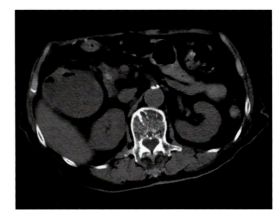

图 2　胆总管下段结石

结果

ERCP 联合 eyeMAX 洞察成像系统检查

排除禁忌后行小肠镜辅助的 ERCP，术中于十二指肠见巨大隆起（图 3），胆管造影见：胆总管未扩张，肝总管狭窄，上方肝总管及肝内胆管扩张（图 4），见胆管内多发不规则充盈缺损，部分可移动。

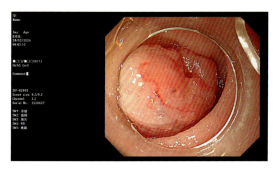

图 3　十二指肠见巨大隆起

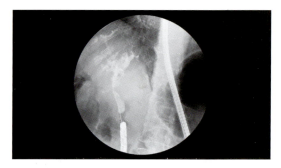

图 4　ERCP：肝总管狭窄，上方肝总管及肝内胆管扩张

eyeMAX 洞察成像系统所见

循导丝置入直接胆道镜：肝总管狭窄（图 5、图 6），肝总管内及左肝管多发灶性绒毛状和鱼卵状改变（图 7 ～ 图 10），见较多黄色胆泥。刷片并活检后，予球囊扩张狭窄部用取石球囊清理胆管后置入塑料支架。

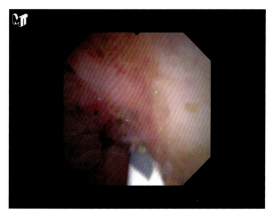

图 5　肝总管狭窄

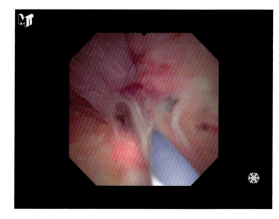

图 6　肝总管狭窄

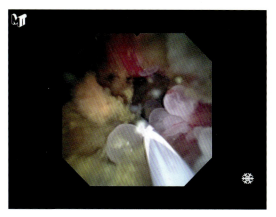

图 7　肝总管内及左肝管多发灶性绒毛状和鱼卵状改变

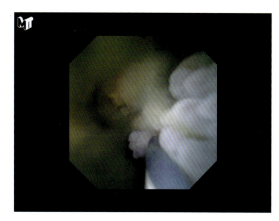

图 8　肝总管内及左肝管多发灶性绒毛状和鱼卵状改变

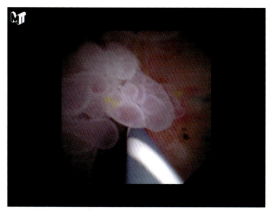

图 9　肝总管内及左肝管多发灶性绒毛状和鱼卵状改变

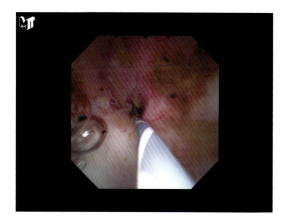

图 10　肝总管内及左肝管多发灶性绒毛状和鱼卵状改变

■ 病理结果

肝门部胆管：黏膜组织慢性炎症伴糜烂，局部黏膜腺体乳头状、锯齿状增生伴轻度异型，符合胆管内乳头状肿瘤伴低级别上皮内瘤变。

盲襻：慢性小肠炎，局部黏膜腺体低级别上皮内瘤变伴锯齿状增生。

免疫组化：乳头状、锯齿状增生腺体示 p53（野生型表达），Ki-67（密集处约 80%+）；CD31、D2-40（显示脉管）。

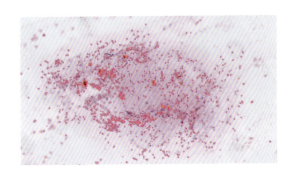

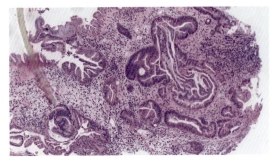

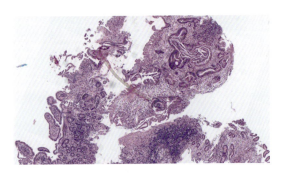

■ 诊断

胆管内乳头状肿瘤伴低级别上皮内瘤变。

诊　断

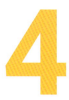

4 胆管内乳头状黏液瘤（2）

病例 胆管内乳头状肿瘤伴低级别上皮内瘤变

病史摘要

患者女，48 岁，因"反复肤黄尿黄伴皮肤瘙痒 2 年余"入院。患者 3 年前体检发现胆总管占位、胆总管结石、胆囊结石，行胆囊切除术 + 胆总管切开探查、取石，术中胆道镜探查胆总管，发现肝门部胆管内、左右肝管及远端分支肝管内散在淡红色占位，术中快速病理考虑为胆管内乳头状肿瘤伴广泛嗜酸性变，未见明确恶性依据，沟通后行肝门部胆管肿瘤切除活检术 +T 管引流术。术后病理：胆管内乳头状瘤。

辅助检查

术后 1 年患者出现黄疸，复查 CT：肝门部胆管内占位（图 1），至我科行 ERCP：肝门部胆管截断性狭窄，近端肝内外胆管明显扩张（图 2），留置鼻胆管，活检病理阴性。2 年后患者再次出现黄疸，复查 CT：肝门部胆管内占位（图 3）。

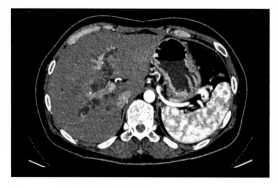

图 1　CT：肝门部胆管内占位

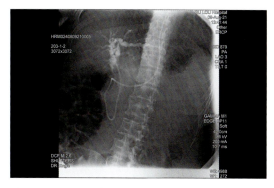

图 2　ERCP：肝门部胆管截断性狭窄

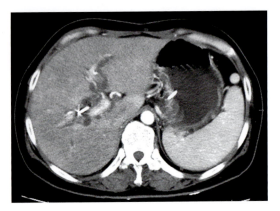

图 3　CT：肝门部胆管内占位

■ 结果

ERCP 联合 eyeMAX 洞察成像系统检查

排除禁忌后行 ERCP，胆管造影见：肝总管狭窄，近端肝内外胆管扩张，胆管内见充盈缺损（图 4）。球囊取石取出较多胆泥。

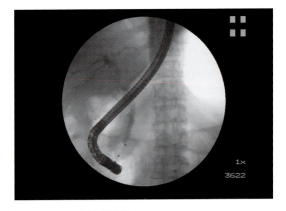

图 4　ERCP：肝总管狭窄

eyeMAX 洞察成像系统所见

循导丝置入直接胆道镜：左肝管黏膜呈鱼卵状绒毛状病变（图 5 ～ 图 9），胆总管中段见绒毛状病变（图 10 ～ 图 12）。予直视下活检（图 13）后置入鼻胆管。

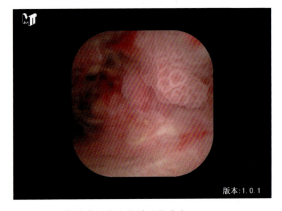

图 5　左肝管黏膜呈鱼卵状绒毛状病变

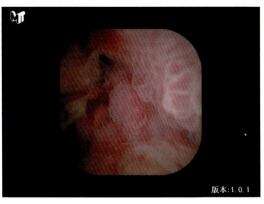

图 6　左肝管黏膜呈鱼卵状绒毛状病变

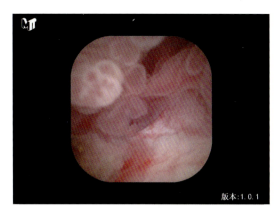

图 7　左肝管黏膜呈鱼卵状绒毛状病变

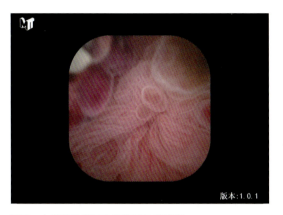

图 8　左肝管黏膜呈鱼卵状绒毛状病变

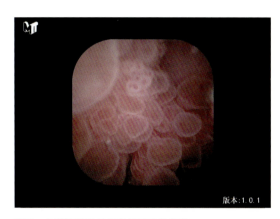

图 9　左肝管黏膜呈鱼卵状绒毛状病变

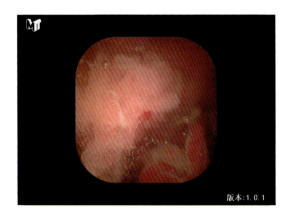

图 10　胆总管中段见绒毛状病变

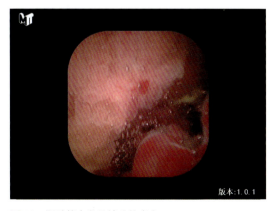

图 11　胆总管中段见绒毛状病变

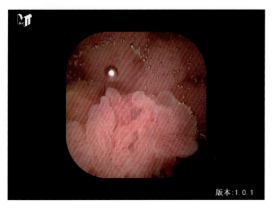

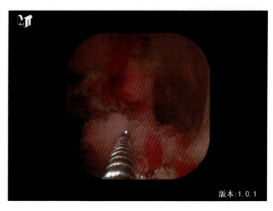

图 12　胆总管中段见绒毛状病变　　　　　　　　　图 13　胆道镜直视下活检

■ 病理结果

左肝管：送检黏膜组织示乳头状增生，黏膜上皮胞浆嗜酸，局灶上皮细胞具有非典型性，乳头间质水肿，可见纤维血管轴心，结合内镜及组织学所见符合胆管内乳头状肿瘤伴低级别上皮内瘤变。

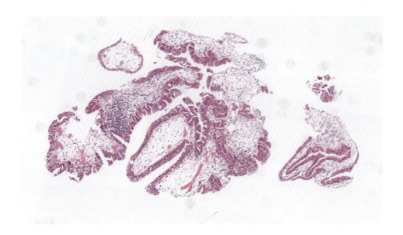

■ 诊断

胆管内乳头状肿瘤伴低级别上皮内瘤变。

■ 后续治疗

肝胆外科会诊后考虑有手术指征，患者拒绝，随访至今。

5　胆管内乳头状黏液瘤（3）

病例 胆管导管内乳头状肿瘤

■ 病史摘要

患者女，66 岁，因"间断发热伴腹痛 3 年，加重 10 天"入院，患者 3 年前外院诊断胆管狭窄，行胆管支架置入术，后续先后 5 次行 ERCP 更换胆管支架，本次发热腹痛再发。

■ 辅助检查

我院完善 CT：肝内胆管扩张，局部积气（图 1）。

■ 结果

ERCP 联合 eyeMAX 洞察成像系统检查

排除禁忌后行 ERCP：胆总管扩张，最大直径约 1.3cm，胆总管上段见充盈缺损，左侧肝内胆管扩张，胆总管中段狭窄（图 2）。用取石球囊及网篮取出部分结石。

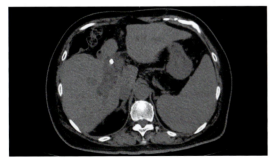

图 1　CT：肝内胆管扩张，局部积气

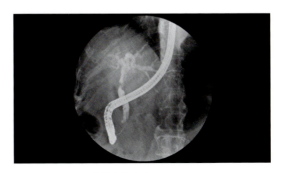

图 2　ERCP：胆总管中段狭窄

循导丝置入直接胆道镜：从左肝内胆管起始段至肝门部，散见胆管壁粗糙（图 3～图 6），乳头样结构，少许黏液分泌，肝总管见胆管狭窄，狭窄段长约 1cm，黏膜充血，见瘢痕样改变（图 7～图 9）。直视下活检（图 10）。

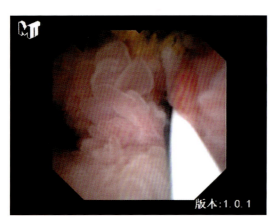

图 3 左肝内胆管起始段见乳头样结构

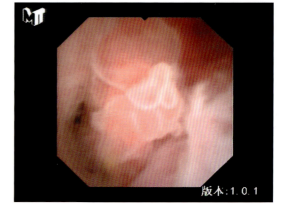

图 4 左肝内胆管起始段见乳头样结构

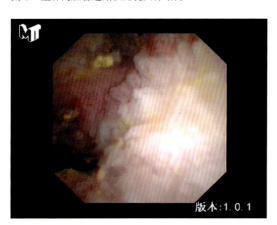

图 5 肝门部见乳头样结构

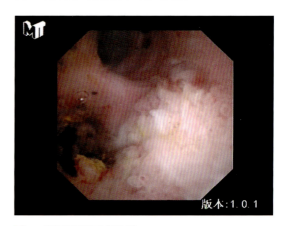

图 6 肝门部见乳头样结构

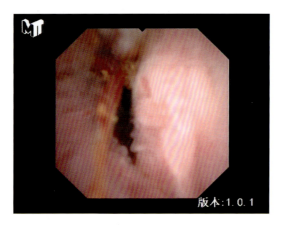

图 7 肝总管见胆管狭窄及瘢痕样改变

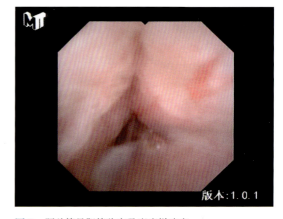

图 8 肝总管见胆管狭窄及瘢痕样改变

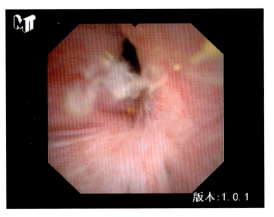
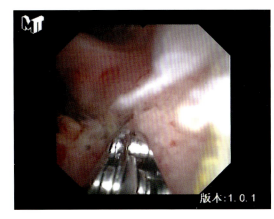

图 9　肝总管见胆管狭窄及瘢痕样改变　　　　图 10　直接胆道镜直视下活检

病理结果

肝门部胆管：送检黏膜组织示上皮乳头状增生，倾向导管内乳头状肿瘤。

肝总管下段：黏膜组织慢性炎症，伴少量炎性渗出物及胆汁沉积。

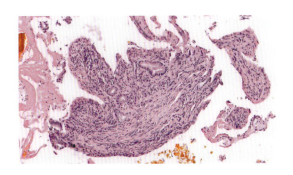

诊断

胆管导管内乳头状肿瘤。

后续治疗

患者至肝胆外科行胆管空肠吻合术，术后病理未见恶性依据。术后随访 2 年，一般情况良好。

6 胆管内乳头状黏液瘤（4）

病例 胆管导管内乳头状肿瘤伴高级别上皮内瘤变

■ 病史摘要

患者男，74 岁，1 个月前外院体检发现谷氨酰转肽酶 661U/L，进一步查 MRCP，提示肝内胆管、胆总管管腔稍扩张。

■ 辅助检查

查 EUS：肝内胆管扩张，内见絮状物，胆总管扩张，管壁增厚，内可见大量泥沙样结石，絮状物漂浮（图 1）。

■ 结果

ERCP 联合 eyeMAX 洞察成像系统检查

排除禁忌后行 ERCP：胆总管、肝内胆管扩张，可见散在絮状充盈缺损影。用取石球囊取出大量泥沙样结石和黏液团（图 2）。

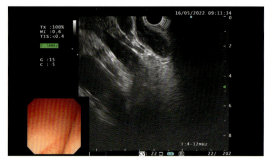
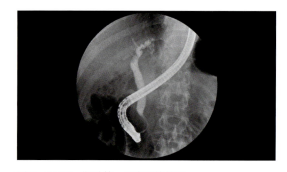

图 1　EUS：胆总管扩张，管壁增厚，可见结石　　　图 2　ERCP：胆总管、肝内胆管扩张

eyeMAX 洞察成像系统所见

循导丝置入直接胆道镜：左右肝管、肝总管、胆总管黏膜弥漫分布，呈绒毛样结构、乳头状和颗粒样隆起（图 3 ~ 图 8）。胆道镜直视下活检（图 9）。

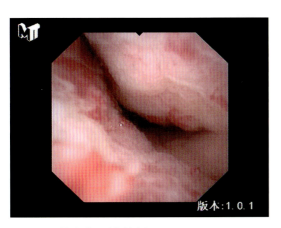

图 3　左肝管黏膜呈颗粒样隆起

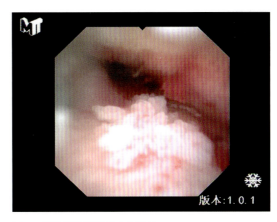

图 4　肝总管黏膜呈乳头状隆起

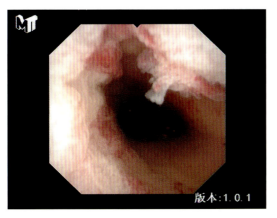

图 5　肝总管黏膜呈绒毛样结构、乳头状和颗粒样隆起

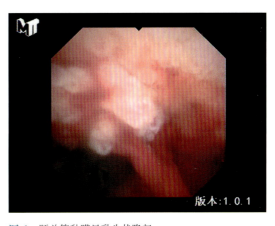

图 6　肝总管黏膜呈乳头状隆起

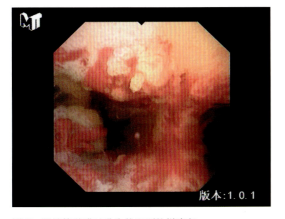

图 7　胆总管黏膜呈乳头状和颗粒样隆起

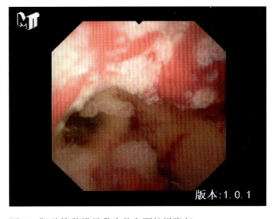

图 8　胆总管黏膜呈乳头状和颗粒样隆起

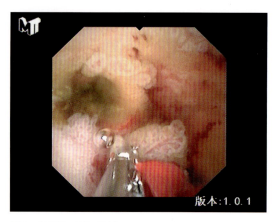

图 9 胆道镜直视下活检

■ 病理结果

胆管组织：镜下见腺上皮呈乳头状增生，部分细胞核排列紧密，核分裂像可见，结合临床可符合导管内肿瘤伴腺上皮高级别上皮内瘤变，组织学分型为胰胆管型。

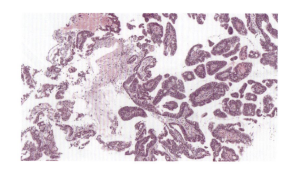

■ 诊断

胆管导管内乳头状瘤伴高级别上皮内瘤变。

■ 后续治疗

外科评估有手术指征，与患者及家属沟通后予随访。

7 胆管癌（1）

病例 胆总管恶性肿瘤（低分化腺癌）

■ 病史摘要

患者男，71 岁，因"皮肤巩膜黄染 3 周余"入院。

■ 辅助检查

外院完善 MRCP：胆总管中下段占位性病变伴上方胆管扩张，胆囊肿大。入院后完善 EUS：胆囊管开口处管壁增厚，胆囊管开口处肝总管－上段胆总管内可见低回声团块影，其中一处横截面大小约 16.4mm×8.3mm，累及胆囊管（图 1）。

■ 结果

ERCP 联合 eyeMAX 洞察成像系统检查 +EUS－FNA

排除禁忌后行 ERCP：肝总管及左右肝内胆管扩张，下段狭窄，胆囊管未显影，狭窄段约 2cm（图 2），远端胆总管未见明显扩张或狭窄。

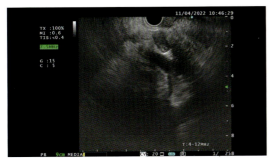

图 1　EUS：胆囊管开口处可见低回声团块影

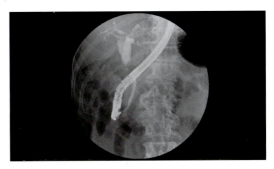

图 2　ERCP：胆总管下段狭窄，胆囊管未显影

　　循导丝置入直接胆道镜：胆囊管开口附近可见管腔内不规则凸起，表面污秽、质脆（图3、图4），并可见扭曲扩张的新生血管，局部管腔色泽发暗，可见白色增生绒毛样结构（图5、图6），超细活检钳活检送病理（图7、图8）。

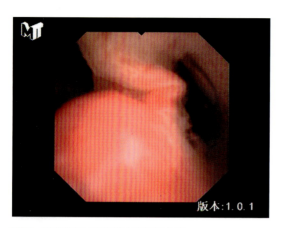

图3 胆囊管开口附近腔内不规则凸起

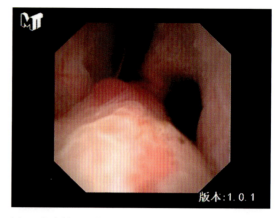

图4 胆囊管开口附近腔内不规则凸起

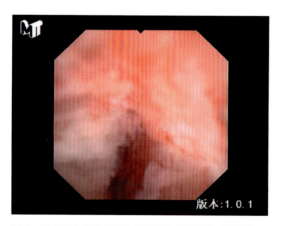

图5 可见扭曲扩张的新生血管及白色增生绒毛样结构

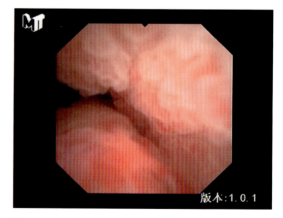

图6 可见扭曲扩张的新生血管及白色增生绒毛样结构

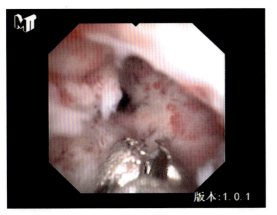

图 7　直视下以超细活检钳活检

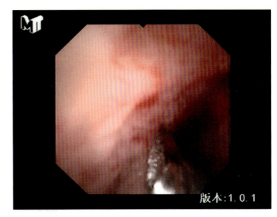

图 8　直视下以超细活检钳活检

■ 病理结果

胆管活检：纤维结缔组织中见异型细胞团浸润性生长，结合免疫组化结果考虑低分化腺癌。

免疫组化：肿瘤细胞表达 CK（+++），p63（－），CK19（+++），Ki-67（约85%+），p53（－），Syn（－），TTF-1（－）。

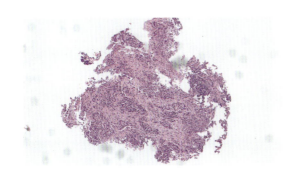
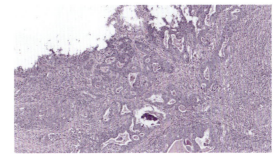

■ 诊断

胆总管恶性肿瘤（低分化腺癌）。

■ 后续治疗

患者至肝胆外科行高位胆管癌根治术（肝外胆管切除＋胆囊切除术＋肝管成形术＋左肝管/右肝管/尾状突肝管空肠吻合术＋肝门淋巴结清扫术），术后病理：胆总管近端中~低分化腺癌（胰胆管型），大小 1.3cm×0.8cm×0.5cm，ⅡB 期 (T2，N1，cM0)（AJCC 第8 版远端胆管癌 TNM 病理分期）。术后随访 1 年，一般情况良好。

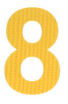

8 胆管癌（2）

病例 胆总管恶性肿瘤

■ 病史摘要

患者男，78 岁，因"皮肤巩膜黄染伴瘙痒 1 周"入院，查总胆红素为 136.1μmol/L，直接胆红素为 74.6μmol/L，CA19-9 为 993.00U/mL。

■ 辅助检查

MRCP：胆总管增厚伴胆囊内异常信号，肝内胆管扩张（图 1）。EUS：胆总管中上段管壁偏心性增厚，内见低回声不规则团块（图 2）。

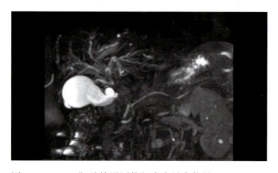

图 1　MRCP：胆总管增厚伴胆囊内异常信号

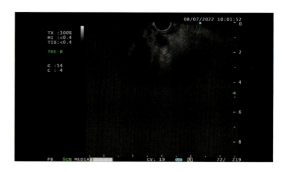

图 2　EUS：胆总管中上段管壁偏心性增厚

■ 结果

PTCD+ERCP 联合 eyeMAX 洞察成像系统检查

排除禁忌后行 PTCD，1 周后行 ERCP：肝总管狭窄，胆总管不扩张（图 3）。

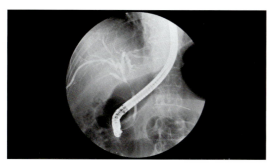

图 3 ERCP：肝总管狭窄

eyeMAX 洞察成像系统所见

循导丝置入直接胆道镜：肝门部胆管狭窄，呈绒毛样改变，并见血管增粗、扭曲，局部糜烂（图 4 ~ 图 9）。循导丝行胆管刷片和活检，留置胰胆管塑料支架。

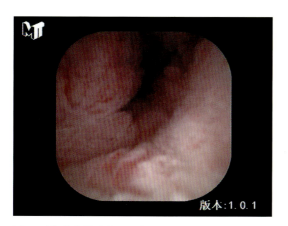

图 4 肝门部胆管狭窄，呈绒毛样改变

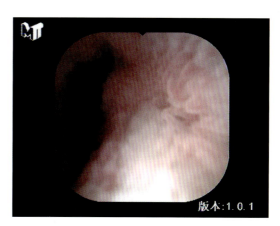

图 5 肝门部胆管狭窄，呈绒毛样改变

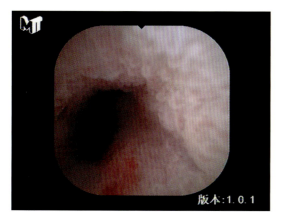

图 6 肝门部胆管狭窄，呈绒毛样改变

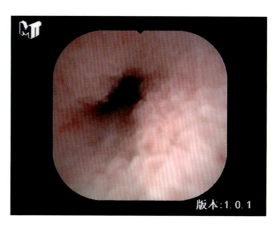

图 7 肝门部胆管狭窄，呈绒毛样改变

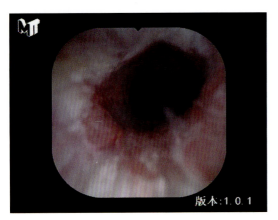

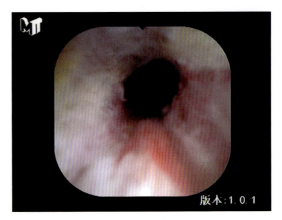

图8 肝门部胆管狭窄，呈绒毛样改变　　　　　　　图9 肝门部胆管狭窄，呈绒毛样改变

病理结果

胆管刷片：查见癌细胞。

肝总管：凝血块内见极少量破碎腺体，局灶腺上皮中度异型增生，结合临床不除外腺癌。

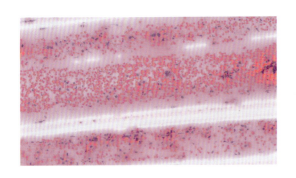

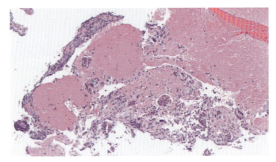

诊断

胆总管恶性肿瘤。

后续治疗

外科考虑有手术指征，与患者及家属沟通后决定随访。后随访10个月，患者存活。

AI 在胆管狭窄直视诊断中的应用进展

　　胆管狭窄是临床较为常见的疾病，其中 70% ~ 80% 的是恶性胆管狭窄（Malignant biliary stricture，MBS），由于症状的隐匿性，大于 70% 的胆管恶性肿瘤在诊断时已处于晚期，失去接受根治性手术治疗的机会。尽管已有计算机断层扫描（Computed tomography，CT）、磁共振胰胆管成像（Magnetic resonance cholangiopancreatography，MRCP）、经内镜逆行胰胆管造影术（Endoscopic retrograde cholangiopancreatography，ERCP）等多种检查方法辅助临床医生判断胆管狭窄的良恶性，但是仍有 15% ~ 24.4% 术前评估倾向恶性的胆管病变在外科术后经病理证实为良性。因此，准确地判断胆管狭窄的性质对早期诊断胆管恶性肿瘤、避免不必要的外科手术至关重要，仍需不断探索新的方法来提高胆管狭窄的诊断水平。

　　ERCP 联合细胞刷检或胆管活检是鉴别恶性和良性狭窄的常用方法，虽然 ERCP 结合细胞刷检或活检对胆管癌的诊断特异度可高达 0.99，但敏感度却不足 0.50。近年来，一些新的方法也开始被用于胆管狭窄的诊断，包括荧光原位杂交（Fluorescent in situ hybridization，FISH）、超声内镜（Endoscopic ultrasound，EUS）、胆管内超声（Intraductal ultrasound，IDUS）以及二代测序技术（Next-generation sequencing，NGS）。然而，这些技术诊断的敏感度也是有限的，而且还需要额外的专业知识和医疗花费。随着内镜技术的发展，基于视觉印象（Visual impression，VI）和直接活检（Direct biopsy，DB）的数字单人胆道镜（Digital single-operator cholangioscopy，DSOC）逐渐被应用于胆管病变良恶性的诊断，既往研究表明 DSOC 比 ERCP 拥有更高的敏感度（0.73 ~ 0.97 vs 0.57 ~ 0.79）和特异度（0.76 ~ 0.94 vs 0.92 ~ 0.99）。在 DSOC 检查过程中，内镜医生首先通过直接观察定位病变，然后进行直视下的活检获得组织学结果，这提示我们，提高胆道镜 VI 的诊断效率非常重要。目前，虽然胆道镜下 VI 诊断胆管癌的平均敏感度达到了 0.93，但是胆道镜下 VI 的特异度不足，不同医生之间存在明显异质性，这导致 DSOC

的进一步推广与应用受到了限制。因此，需要一种更高效实用的方法来提高胆道镜下 VI 的诊断效率和观察者间一致性。

近年来，随着深度学习技术的发展，人工智能（Artificial intelligence，AI）在病变识别、风险分层和预后预测等领域都展现出非常好的应用前景。目前，已有一些初步研究尝试将 AI 应用于胆道镜检查，并且取得了令人满意的诊断性能。Saraiva 等研究了一种基于人工智能的深度学习算法，在 DSOC 图像中自动识别和区分良性与恶性胆管狭窄，该模型通过对 11 855 张图像进行训练和验证，取得了 94.9% 的整体准确率，敏感度为 94.7%，特异度为 92.1%，AUC（ROC 曲线下面积）达到 0.988。Marya 等开发了一种卷积神经网络（CNN）模型，该模型使用了 2 388 439 张图像进行模型的开发和验证，该 CNN 模型在视频分析中表现优异，准确率达到 90.6%，优于传统的 ERCP（经内镜逆行胰胆管造影术）、细胞学刷片钳夹活检等取样技术，准确率分别为 62.5% 和 60.9%。此外，使用遮挡块热图分析发现，恶性胆管狭窄图像的主要特征为分枝状黏膜 / 乳头样凸起、纤维化变化、新生血管、结节性肿块、腔不规则和出血。然而，这些模型只使用了高质量的恶性胆管狭窄图像和非胆管癌图像进行训练，忽略了 DSOC 检查中大量低质量的图像，当这些低质量图像输入人工智能模型时可能会导致严重的误判。另外，这些研究缺少对人工智能模型可解释性的探究，这也限制了现有深度学习模型在临床实践中医生的接受度。因此，有必要构建一个更加完善且可解释的人工智能模型，进一步提高人工智能在临床实践中的可用性。

随着人工智能算法的不断更新，注意力机制（Attention mechanism）逐渐成为自然语言处理、统计学习、图像检测、语音识别等领域的核心技术。注意力机制能够以高权重去聚焦重要信息，以低权重去忽略不相关的信息，还可以在不同的应用场景下自动调整权重以选取重要的信息，因此具有更高的可扩展性和鲁棒性。数据高效的图像转换器（Data-efficient image transformer，DeiT）是最新一代基于注意力机制的人工智能架构，数据增强和正则化的添加使其可以在更少的数据量基础上运用更少的参数，获得同样优秀的诊断效能。Zhang 等使用 11 590 张胆道镜检查图片构建了胆道镜检查质控和胆管癌识别模型，胆管癌识别模型在内部、外部和前瞻性测试集中的 AUC 分别为 0.971、0.978 ~ 0.999、0.976。在前瞻性视频测试集中，该模型可以准确识别出 92.3%（12/13 例）的胆管癌。对胆管癌的预测与 4 种胆道镜下病变特征密切相关：结节肿块（OR 25.17, 95% CI 8.73 ~ 72.61）、脆性（OR 70.70, 95% CI 16.89 ~ 296.03）、隆起性病变（OR 10.94, 95% CI 5.68 ~ 21.04）和异常血管（OR 103.08, 95% CI 13.94 ~ 762.09），这与内镜医生高度一致。

综上，目前已有多种内镜技术先后应用于胆管狭窄的诊断，ERCP 仍是临床不明原因胆管狭窄的首选检查方法，术中可以联合细胞刷检或活检取得细胞组织学样本进行病理诊断，人工智能技术的进步为推动胆管狭窄直视诊断提供了具有极大潜力的技术方法。

参考文献

[1] Bowlus CL, Olson KA, Gershwin ME. Evaluation of indeterminate biliary strictures. Nature Reviews Gastroenterology & Hepatology 2016, 13(1): 28-37.

[2] Forner A, Vidili G, Rengo M, Bujanda L, Ponz‐Sarvisé M, Lamarca A. Clinical presentation, diagnosis and staging of cholangiocarcinoma. Liver International 2019, 39: 98-107.

[3] Gerhards M, Vos P, Van Gulik T, Rauws E, Bosma A, Gouma D. Incidence of benign lesions in patients resected for suspicious hilar obstruction. British journal of surgery 2001, 88(1): 48-51.

[4] Clayton R, Clarke D, Currie E, Madhavan K, Parks R, Garden O. Incidence of benign pathology in patients undergoing hepatic resection for suspected malignancy. The Surgeon 2003, 1(1): 32-38.

[5] Banales JM, Marin JJ, Lamarca A, Rodrigues PM, Khan SA, Roberts LR, et al. Cholangiocarcinoma 2020: the next horizon in mechanisms and management. Nature reviews Gastroenterology & hepatology 2020, 17(9): 557-588.

[6] Tummala P, Munigala S, Eloubeidi MA, Agarwal B. Patients with obstructive jaundice and biliary stricture ± mass lesion on imaging: prevalence of malignancy and potential role of EUS‐FNA. Journal of Clinical Gastroenterology 2013, 47(6): 532-537.

[7] Wang AY, Yachimski PS. Endoscopic management of pancreatobiliary neoplasms. Gastroenterology 2018, 154(7): 1947-1963.

[8] Navaneethan U, Njei B, Lourdusamy V, Konjeti R, Vargo JJ, Parsi MA. Comparative effectiveness of biliary brush cytology and intraductal biopsy for detection of malignant biliary strictures: a systematic review and meta‐analysis. Gastrointestinal endoscopy 2015, 81(1): 168-176.

[9] Fritcher EGB, Kipp BR, Halling KC, Oberg TN, Bryant SC, Tarrell RF, et al. A multivariable model using advanced cytologic methods for the evaluation of indeterminate pancreatobiliary strictures. Gastroenterology 2009, 136(7): 2180-2186.

[10] Sadeghi A, Mohamadnejad M, Islami F, Keshtkar A, Biglari M, Malekzadeh R, et al. Diagnostic yield of EUS‐guided FNA for malignant biliary stricture: a systematic review and meta‐analysis. Gastrointestinal Endoscopy 2016, 83(2): 290-298. e291.

[11] Sun B, Hu B. The role of intraductal ultrasonography in pancreatobiliary diseases. Endoscopic Ultrasound 2016, 5(5): 291-299.

[12] Arechederra M, Rullán M, Amat I, Oyon D, Zabalza L, Elizalde M, et al. Next‐generation sequencing of bile cell‐free DNA for the early detection of patients with malignant biliary strictures. Gut 2022, 71(6): 1141-1151.

[13] Tanisaka Y, Mizuide M, Fujita A, Ogawa T, Suzuki M, Katsuda H, et al. Diagnostic process using endoscopy for biliary strictures: a narrative review. Journal of Clinical Medicine 2021, 10(5): 1048.

[14] Dorrell R, Pawa S, Zhou Y, Lalwani N, Pawa R. The diagnostic dilemma of malignant biliary strictures. Diagnostics

2020, 10(5): 337.

[15] Nikas IP, Mountzios G, Sydney GI, Ioakim KJ, Won J-K, Papageorgis P. Evaluating pancreatic and biliary neoplasms with small biopsy-based next generation sequencing (NGS): doing more with less. Cancers 2022, 14(2): 397.

[16] Moon JH, Terheggen G, Choi HJ, Neuhaus H. Peroral cholangioscopy: diagnostic and therapeutic applications. Gastroenterology 2013, 144(2): 276-282.

[17] Ramchandani M, Reddy DN, Gupta R, Lakhtakia S, Tandan M, Darisetty S, et al. Role of single-operator peroral cholangioscopy in the diagnosis of indeterminate biliary lesions: a single-center, prospective study. Gastrointestinal endoscopy 2011, 74(3): 511-519.

[18] Sun X, Zhou Z, Tian J, Wang Z, Huang Q, Fan K, et al. Is single-operator peroral cholangioscopy a useful tool for the diagnosis of indeterminate biliary lesion? A systematic review and meta-analysis. Gastrointestinal endoscopy 2015, 82(1): 79-87.

[19] de Vries AB, van der Heide F, Ter Steege RW, Koornstra JJ, Buddingh KT, Gouw AS, et al. Limited diagnostic accuracy and clinical impact of single-operator peroral cholangioscopy for indeterminate biliary strictures. Endoscopy 2020, 52(02): 107-114.

[20] Kann BH, Hosny A, Aerts HJ. Artificial intelligence for clinical oncology. Cancer Cell 2021, 39(7): 916-927.

[21] Sharma P, Hassan C. Artificial intelligence and deep learning for upper gastrointestinal neoplasia. Gastroenterology 2022, 162(4): 1056-1066.

[22] Saraiva MM, Ribeiro T, Ferreira JP, Boas FV, Afonso J, Santos AL, et al. Artificial intelligence for automatic diagnosis of biliary stricture malignancy status in single-operator cholangioscopy: a pilot study. Gastrointestinal Endoscopy 2022, 95(2): 339-348.

[23] Marya NB, Powers PD, Petersen BT, Law R, Storm A, Abusaleh RR, et al. Identification of patients with malignant biliary strictures using a cholangioscopy-based deep learning artificial intelligence (with video). Gastrointestinal endoscopy 2023, 97(2): 268-278. e261.

[24] Hao S, Lee D-H, Zhao D. Sequence to sequence learning with attention mechanism for short-term passenger flow prediction in large-scale metro system. Transportation Research Part C: Emerging Technologies 2019, 107: 287-300.

[25] Zhang X, Tang D, Zhou J-D, Ni M, Yan P, Zhang Z, et al. A real-time interpretable artificial intelligence model for the cholangioscopic diagnosis of malignant biliary stricture (with videos). Gastrointestinal Endoscopy 2023, 98(2): 199-210. e110.

1 胆管狭窄超选

病例 肝内胆管结石、胆总管结石、胆总管中段狭窄、胆肠吻合后小肠 - 胆总管上段瘘

■ 病史摘要

患者男，64 岁，因"右下腹痛 1 天"入院，既往因胆囊结石行胆肠吻合术，6 年前因胆总管结石曾于我科行 ERCP 取石。

■ 辅助检查

入院前完善 CT：肝内胆管积气扩张，肝左叶胆管走行区结石可能（图 1）。

■ 结果

ERCP 联合 eyeMAX 洞察成像系统检查

入院排除禁忌后行 ERCP：胆总管下段见 1 枚充盈缺损，呈类圆形，可移动，最大约 1.3cm×1.3cm（图 2），胆总管上段及肝内胆管未见明显显影。球囊扩张乳头后以取石网篮、

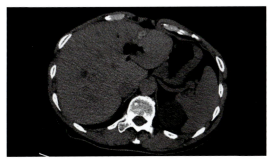

图 1　CT：肝内胆管积气扩张，肝左叶胆管走行区结石可能

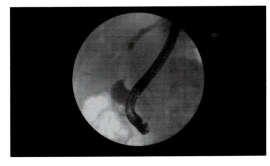

图 2　ERCP：胆总管下段充盈缺损

球囊取石后造影，见充盈缺损影消失。

eyeMAX 洞察成像系统所见

循导丝置入直接胆道镜：胆总管中段显著狭窄，直视下将导丝越过狭窄进入肝内胆管（图
3～图6），超选成功后退出胆道镜，以扩张探条扩张狭窄段后于肝门部再次造影见肝内胆
管显影，胆总管上段见造影剂流入肠腔内（图7），考虑胆管－肠腔瘘可能。循导丝置入塑
料支架越过狭窄。

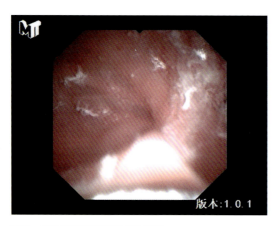

图3　直接胆道镜直视下超选胆管

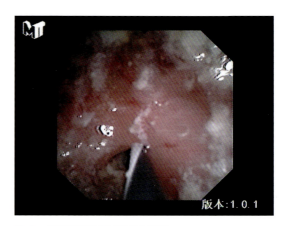

图4　直接胆道镜直视下超选胆管

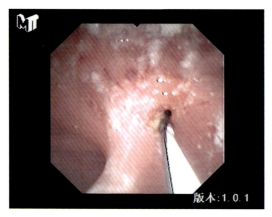

图5　直接胆道镜直视下超选胆管

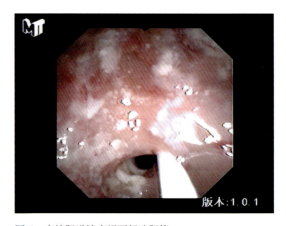

图6　直接胆道镜直视下超选胆管

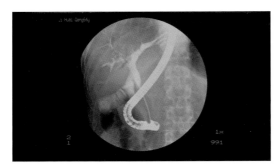

图 7　ERCP：胆总管上段造影剂流入肠腔内

■ 诊断

肝内胆管结石、胆总管结石、胆总管中段狭窄、胆肠吻合后小肠 – 胆总管上段瘘。

■ 后续治疗

外科会诊后建议手术，与患者及家属沟通后保守治疗，随访 21 个月，一般情况尚可。

2 右肝管超选

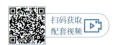

扫码获取
配套视频

病例 右肝内胆管结石

■ 病史摘要

患者女，26岁，因"寒战高热伴腹痛3天"入院。既往因先天性胆总管扩张行胆总管切除术＋胆囊切除术＋胆肠吻合术。

■ 辅助检查

全腹部CT：肝内胆管多发结石伴肝内胆管扩张。

MRCP：肝右叶胆管多发结石，肝内胆管扩张，胆总管扩张积气，肝右后叶及尾状叶实质水肿（图1）。排除禁忌后行短小肠镜辅助ERCP，因空肠中上段肠腔扭曲、固定，进镜失败（图2）。

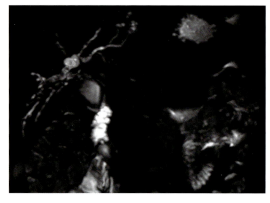

图1　MRCP：肝右叶胆管多发结石

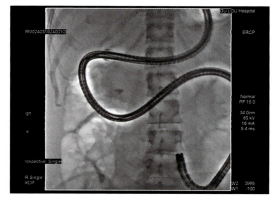

图2　短小肠镜辅助ERCP，无法探及胆肠吻合口

结果

ERCP 联合 eyeMAX 洞察成像系统检查 +EDGE

遂行超声内镜引导下胃 – 输入襻吻合术（EDGE），释放双蘑菇头全覆膜金属支架（图3），后内镜通过支架探及胆肠吻合口（图4），经胃行 ERCP：肝右叶分支胆管扩张，管腔内散在多发充盈缺损（图5）。取石球囊取出散在泥沙状结石，部分较大成形，结石无法取石，循导丝置入塑料支架。患者4个月后再次入院，复查 EUS：肝内胆管局部扩张，管腔内散在多枚颗粒状高回声结石影和气体影（图6）。排除禁忌后再次经胃行 ERCP，弓状刀带导丝经吻合口超选胆管，导丝进入左肝管，反复尝试无法进入右肝管（图7）。

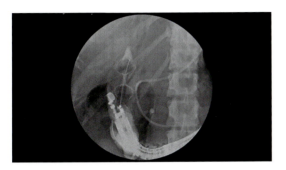

图 5　ERCP：肝右叶分支胆管扩张伴多发充盈缺损

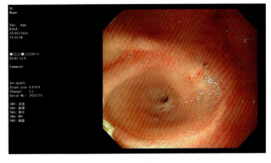

图 4　内镜通过支架探及胆肠吻合口

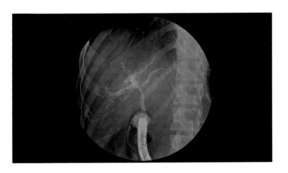

图 5　ERCP：肝右叶分支胆管扩张伴多发充盈缺损

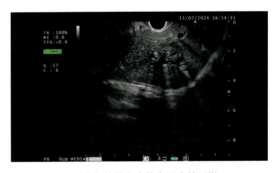

图 6　EUS：肝内胆管散在多枚高回声结石影

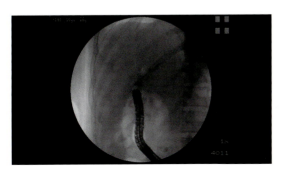

图 7　ERCP：导丝反复尝试超选无法进入右肝管

循导丝置入直接胆道镜，直视下成功超选右肝管（图 8 ～ 图 10）见：右叶胆管扩张，管腔内散在多发充盈缺损（图 11）。循导丝置入取石球囊反复取石，取出多枚颗粒状结石，循导丝于右肝管内置入塑料支架。

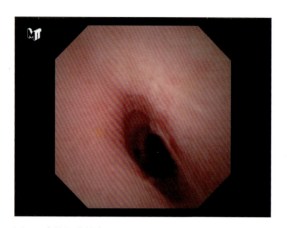

图 8　直接胆道镜直视下超选右肝管

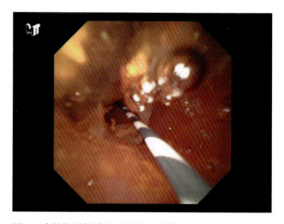

图 9　直接胆道镜直视下超选右肝管

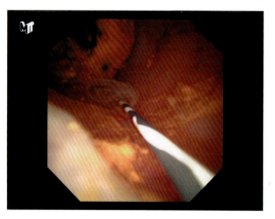

图 10　直接胆道镜直视下超选右肝管

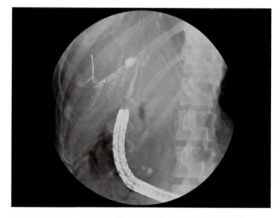

图 11　ERCP：肝右叶分支胆管扩张伴多发充盈缺损

■ 诊断

右肝内胆管结石。

■ 后续治疗

术后随访半年，一般情况良好。

治疗

3　左肝管超选

病例　左肝管结石

■ 病史摘要

患者男，48 岁，因"反复上腹部疼痛 10 余年，再发 10 天"入院，既往胆囊切除术后。

■ 辅助检查

入院前外院 CT：肝左叶肝内胆管结石、肝总管多发结石伴胆管炎改变。

入院后查 MRCP：肝左叶胆管多发结石（图 1），肝外胆管多发结石（图 2），肝内外胆管及胆总管扩张伴管壁增厚。

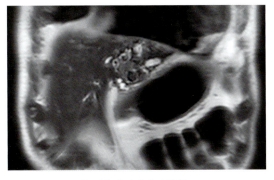
图 1　MRCP：肝左叶胆管多发充盈缺损

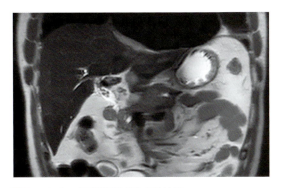
图 2　MRCP：肝外胆管多发充盈缺损

结果

ERCP 联合 eyeMAX 洞察成像系统检查 +EUS−FNA

排除禁忌后行 ERCP，胆管超选困难，反复尝试后造影见：胆总管增宽，直径约 1.6cm，左肝管起始处见充盈缺损，左肝内胆管局部显示不清（图 3）。以取石球囊清理胆管。

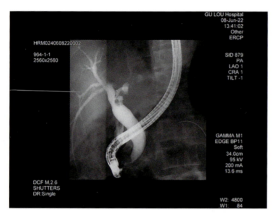

图 3 ERCP：胆总管增宽，左肝管起始处见充盈缺损

eyeMAX 洞察成像系统所见

循导丝置入直接胆道镜：左肝管起始处结石（图 4、图 5）。直视下将导丝超选至左肝内胆管。留置鼻胆管引流（图 6）。

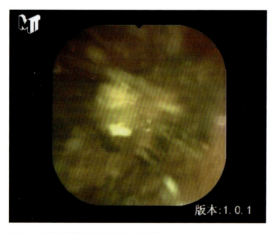

图 4 直接胆道镜直视下超选胆管

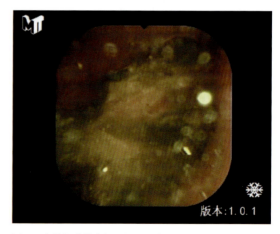

图 5 直接胆道镜直视下超选胆管

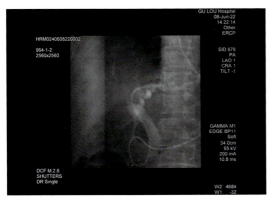

图 6　留置鼻胆管引流

■ 诊断

左肝管结石。

■ 后续治疗

1 周后行 "腹腔镜下左半肝切除 + 胆管切开取石 + 胆道镜检"，术后病理（肝组织）：送检肝组织示肝内胆管扩张，管壁慢性炎症细胞浸润，汇管区小胆管增生。结合临床符合肝内胆管结石伴扩张组织学改变。术后随访 18 个月，复查 MRCP，未见结石复发表现（图 7）。

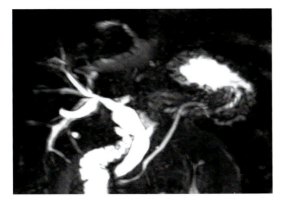

图 7　患者术后 18 个月复查 MRCP，未见结石复发表现

4 肝内胆管结石激光碎石

病例　左肝内胆管结石

■ 病史摘要

患者男，78 岁，因"间断上腹痛半年余"入院，20 年前胆囊切除术，10 年前外院行肝内胆管 ERCP 取石。

■ 辅助检查

本次入院前外院查上腹部 CT 示肝内胆管扩张积气，肝内胆管以及胆总管结石，入院后完善 MRCP：胰腺头颈部异常信号，肝左叶体积萎缩伴信号异常，肝门部异常信号，肝左叶胆管结石可能（图 1），肝内外部分胆管积气扩张，胆总管粗细不均。进一步完善 EUS：肝门部见一不规则低密度灶，内部回声不均匀，横截面大小约 40.1mm×31.7mm（图 2），弹性成像 3～4 分，左肝内胆管扩张，其内见多发高回声团块影，直径 10mm 左右（图 3），主胰管扩张。

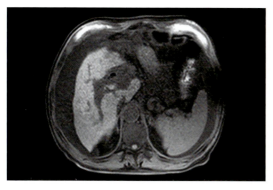

图 1 MRCP：肝门部异常信号，肝左叶胆管结石可能

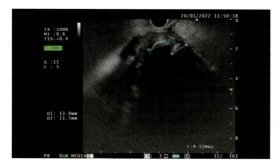

图 2 EUS：肝门部不规则低密度灶

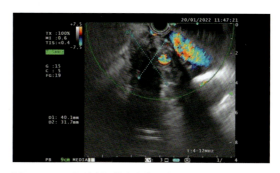

图 3 EUS：左肝内胆管多发高回声

结果

ERCP 联合 eyeMAX 洞察成像系统检查

因患者拒绝外科手术切除左肝，排除禁忌后行 ERCP：肝内外胆管扩张，肝外胆管直径最大约 1.8cm，左肝内胆管内见不规则充盈缺损影（图 4）

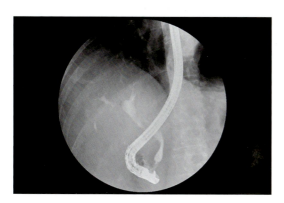

图 4 ERCP：左肝内胆管见不规则充盈缺损影

循导丝置入直接胆道镜：左肝内胆管见巨大结石（图 5、图 6）。置入激光碎石光纤予直视下碎石（图 7 ~ 图 9）。后以球囊取石后造影见充盈缺损消失，循导丝置入鼻胆管（图10）。

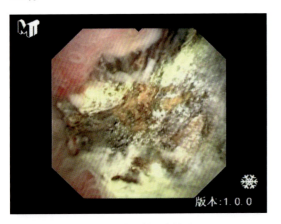

图 5　直接胆道镜见左肝内胆管巨大结石

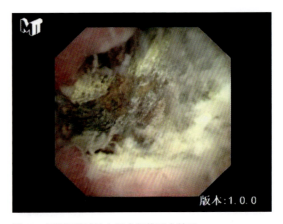

图 6　直接胆道镜见左肝内胆管巨大结石

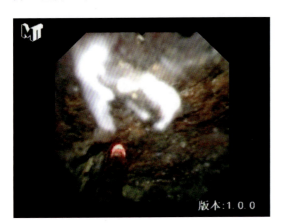

图 7　直接胆道镜直视下激光碎石

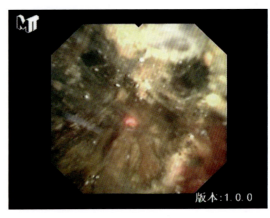

图 8　直接胆道镜直视下激光碎石

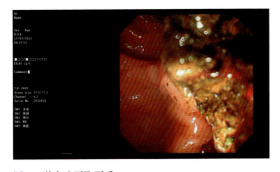

图 9　激光碎石取石后

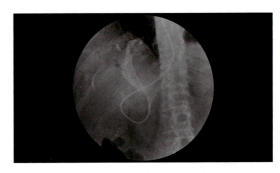

图 10　再次造影见充盈缺损消失

▊ 诊断

左肝内胆管结石。

5 胆总管结石激光碎石

扫码获取
配套视频

病例 胆总管结石

■ 病史摘要

患者女，64 岁，因"发作性上腹痛半年"入院，患者入院前于外院查 MRCP 示急性胆囊炎，胆囊、胆囊管及胆总管多发结石，胆囊管过长，低位汇入胆总管，肝内外胆管扩张，行 ERCP 取石及胆囊切除术，术后胆总管结石残留，再次行 ERCP，因结石过大取石失败，留置胆管支架 5 个月后，再次尝试 ERCP，仍未成功，遂至我院。

■ 辅助检查

完善 CT：胆总管下段高密度（图 1）。

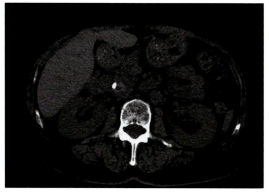

图 1　CT：胆总管下段高密度

结果

ERCP 联合 eyeMAX 洞察成像系统检查

排除禁忌后行 ERCP：胆总管扩张，约 14mm，其内见 3 枚充盈缺损，最大结石约 15mm×12mm（图 2）。

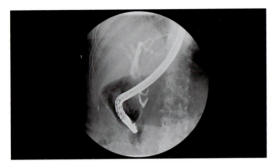

图 2　ERCP：胆总管扩张，多发充盈缺损

eyeMAX 洞察成像系统所见

循导丝置入直接胆道镜：胆总管下段不规则结石（图 3、图 4），置入激光碎石光纤及碎取一体网篮，予直视下碎石（图 5 ~ 图 8）。后以球囊及网篮取石后造影，见充盈缺损消失，循导丝置入鼻胆管（图 9）。

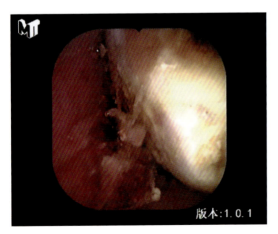

图 3　直接胆道镜见胆总管下段不规则结石

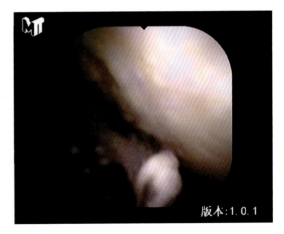

图 4　直接胆道镜见胆总管下段不规则结石

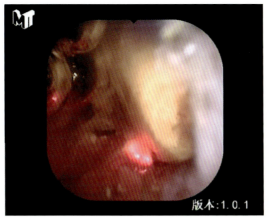

图 5 直接胆道镜直视下激光碎石

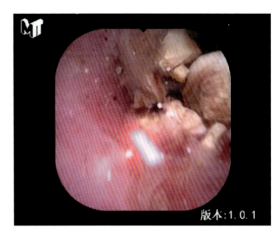

图 6 直接胆道镜直视下激光碎石

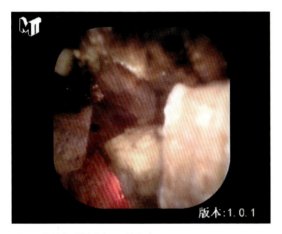

图 7 直接胆道镜直视下激光碎石

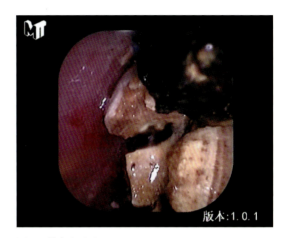

图 8 激光碎石后

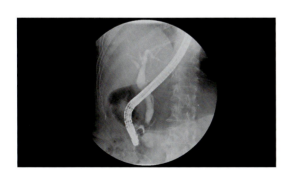

图 9 再次造影见充盈缺损消失

▉ 诊断

胆总管结石。

6 肠镜辅助肝门部胆管结石激光碎石

病例 肝门部胆管结石

■ 病史摘要

患者男，79 岁，因"间断发热 2 月余，右上腹疼痛 1 个月"入院。患者 3 年前因胰腺恶性肿瘤行胰十二指肠切除术，外院行 ERCP 示胆总管扩张，内见较大充盈缺损，循导丝置入支架困难，ERCP 未成功。

■ 辅助检查

本次入院前外院查上腹部 MRI，提示肝内胆管明显迂曲扩张，肝门部胆管结节状充盈缺损。

■ 结果

ERCP 联合 eyeMAX 洞察成像系统检查

行肠镜辅助 ERCP：肝总管扩张，胆肠吻合口狭窄明显，肝门部胆管可见一较大充盈缺损，大小约 10mm（图 1）。

eyeMAX 洞察成像系统所见

吻合口扩张后循导丝置入直接胆道镜：肝门部结石（图 2、图 3），置入激光碎石光纤，予直视下碎石（图 4 ~ 图 6）。后以球囊及网篮取石后造影，见充盈缺损消失，循导丝置入塑料支架（图 7）。

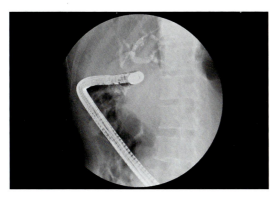

图 1　ERCP：肝总管扩张，胆肠吻合口狭窄明显，肝门部胆管充盈缺损

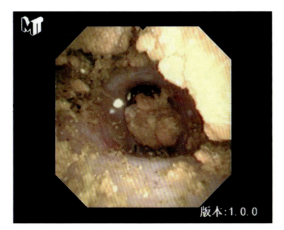

图 2　直接胆道镜见肝门部结石

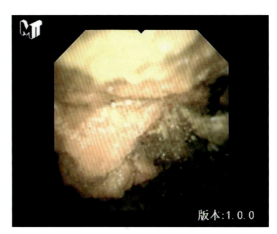

图 3　直接胆道镜见肝门部结石

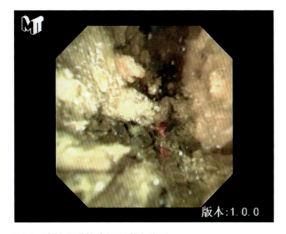

图 4　直接胆道镜直视下激光碎石

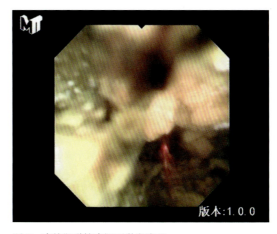

图 5　直接胆道镜直视下激光碎石

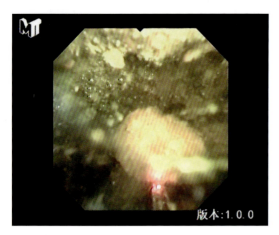

图 6 直接胆道镜直视下激光碎石

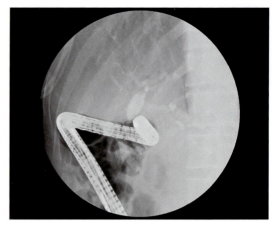

图 7 再次造影见充盈缺损消失

诊断

肝门部胆管结石。

7

小肠镜辅助胆总管结石激光碎石

病例　胆总管结石

■ 病史摘要

患者男，79 岁，因"上腹痛 2 天"入院，患者 3 年前因胃恶性肿瘤行下全胃切除术 +Roux-en-Y 吻合术。

■ 辅助检查

外院 CT：胆总管下端结石伴肝内胆管及胆总管扩张。

■ 结果

ERCP 联合 eyeMAX 洞察成像系统检查

入院排除禁忌后行 ERCP，短款小肠镜于肠吻合盲襻探及十二指肠乳头，造影见：胆总管直径约 1.5cm，胆总管下段见一枚充盈缺损影，直径约 1.0cm（图 1）。予扩张球囊扩张乳头（图 2），分别予以取碎石网篮及球囊取石未成功。

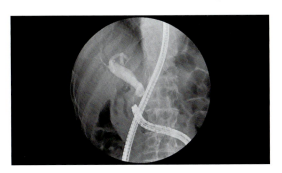

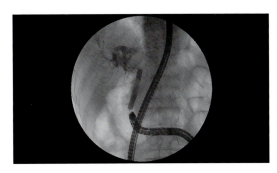

图 1　ERCP：胆总管下段见一枚充盈缺损影　　　　图 2　扩张球囊扩张十二指肠乳头

循导丝置入直接胆道镜：胆总管结石嵌顿（图3、图4），在胆道镜直视下激光碎石（图5～图7），充分碎石后再次取石，见大量碎石流出，再次造影未见充盈缺损，置入鼻胆引流管（图8）。

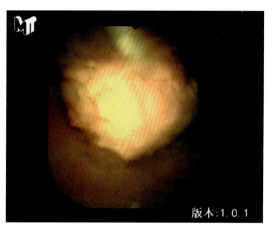

图3　直接胆道镜见胆总管结石

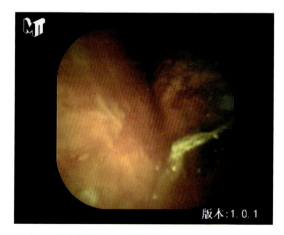

图4　直接胆道镜见胆总管结石

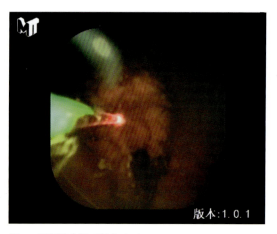

图5　胆道镜直视下激光碎石

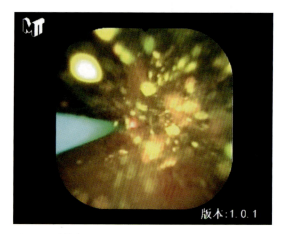

图6　胆道镜直视下激光碎石

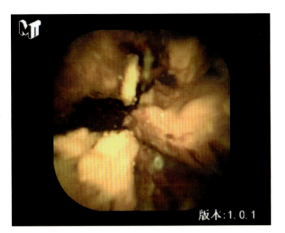

图7　胆道镜直视下激光碎石后

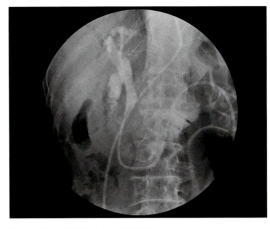

图8　取石后造影未见充盈缺损

■ 诊断

胆总管结石，胃肠改道后。

■ 后续治疗

术后随访1年，一般情况良好。

8 液电碎石

病例 胆总管结石

■ 病史摘要

患者女，73岁，因"上腹痛1月余"入院。

■ 辅助检查

入院前外院腹部 CT：肝内外胆管扩张，肝总管及胆总管结石（图1）。

入院后完善 MRCP：胆总管结石伴肝内外胆管扩张（图2）。

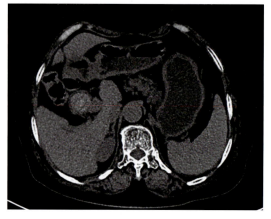

图1　CT：胆总管结石

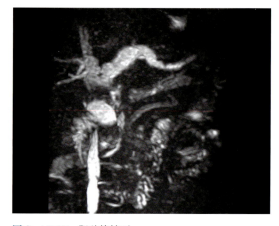

图2　MRCP：胆总管结石

■ 结果

ERCP 联合 eyeMAX 洞察成像系统检查

排除禁忌后行 ERCP：胆总管扩张，最大直径约 3.0cm，胆总管可见两枚充盈缺损，最大直径约 2.7cm（图 3）。

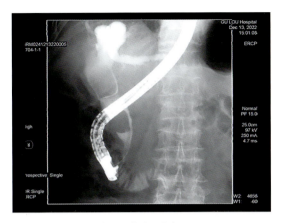

图 3 ERCP：胆总管见两枚充盈缺损

eyeMAX 洞察成像系统所见

循导丝置入直接胆道镜：胆总管结石（图 4、图 5）。直视下对胆总管结石进行液电碎石（图 6 ~ 图 8），后以取碎石一体网篮碎石、取石网篮及取石球囊多次取出碎石多枚（图 9），再次造影未见明显充盈缺损影，放置鼻胆引流管（图 10、图 11）。

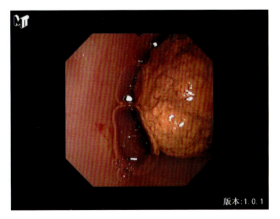

图 4 直接胆道镜见胆总管结石

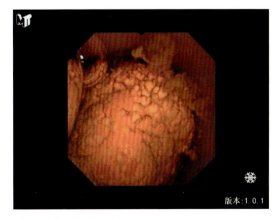

图 5 直接胆道镜见胆总管结石

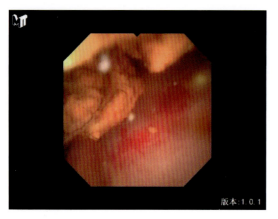

图 6 胆道镜直视下液电碎石

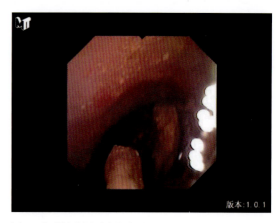

图 7 胆道镜直视下液电碎石

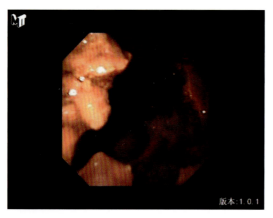

图 8 胆道镜直视下液电碎石

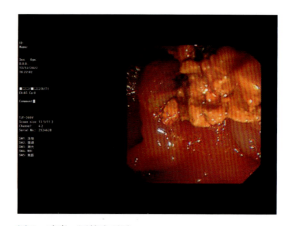

图 9 球囊、网篮取石后

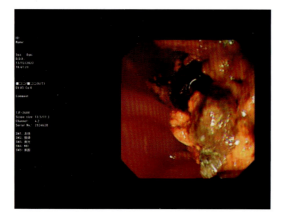

图 10 球囊、网篮取石后

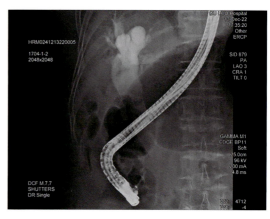

图 11 造影未见充盈缺损

■ 诊断

胆总管结石。

■ 后续治疗

患者 8 个月后症状再发，复查 MRCP 提示胆总管小结石，再次入院行 ERCP，取石后好转出院。

9 腺瘤累及胆总管末端射频消融

病例 胆总管末端腺瘤

■ 病史摘要

患者男，73 岁，因"上腹部疼痛伴发热 20 余天"入院。

■ 辅助检查

完善 CT 增强：胆总管末端强化增厚（图 1）。行 EUS：胆总管末端可见一低回声团块，横截面大小约 5.8mm×4.2mm，弹性成像 3 ～ 4 分（图 2）。

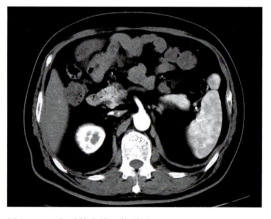

图 1　CT：胆总管末端强化增厚

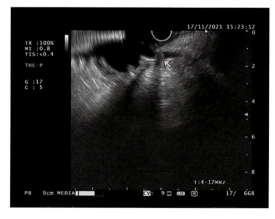

图 2　EUS：胆总管末端低回声团块

■ 结果

ERCP 联合 eyeMAX 洞察成像系统检查

排除禁忌后行 ERCP：胆总管末端未见狭窄（图 3）。

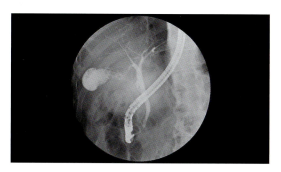

图 3　ERCP：胆总管末端未见狭窄

eyeMAX 洞察成像系统所见

循导丝置入直接胆道镜：胆总管末端可疑腺瘤样隆起，表面见白色胆泥样物质附着（图4～图6）。循导丝置入活检钳，在直接胆道镜直视下活检胆总管末端（图7）。后循导丝置入鼻胆管。

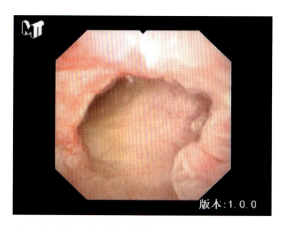

图 4　胆总管末端可疑腺瘤样隆起

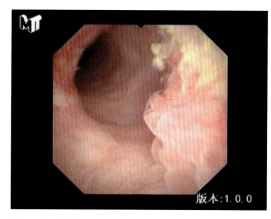

图 5　胆总管末端可疑腺瘤样隆起

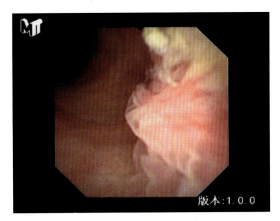

图 6　胆总管末端可疑腺瘤样隆起

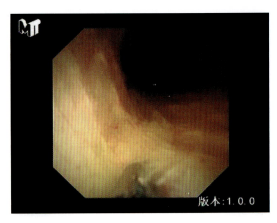

图 7　胆总管末端直视下活检

■ 病理结果

胆管末端活检：送检纤维组织内见少量簇状排列的小胆管，结合临床内镜不除外胆管组织腺瘤样增生。

胆管末端刷片：少量退变的异型细胞。

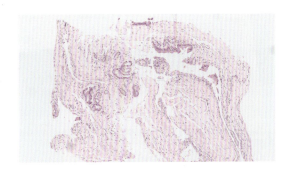

■ 诊断

胆总管末端腺瘤。

■ 后续治疗

外科会诊后手术指征不足，建议定期随访。3 个月后患者再次入院行 ERCP，循导丝置入直接胆道镜：胆总管末端可疑发红腺瘤样隆起（图 8、图 9），较前次检查未见明显变化。后循导丝置入射频消融导管，于胆管末端予以射频消融，再次进入直接胆道镜观察，见胆管末端黏膜发白坏死（图 10、图 11），后留置胆管塑料支架治疗。

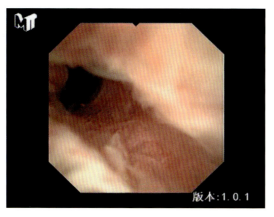

图8 胆总管末端可疑发红腺瘤样隆起

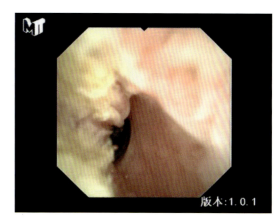

图9 胆总管末端可疑发红腺瘤样隆起

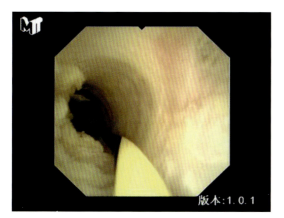

图10 射频消融后胆管末端黏膜发白坏死

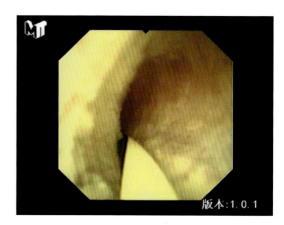

图11 射频消融后胆管末端黏膜发白坏死

■ 后续治疗

患者后于6个月、12个月、18个月后分别至我院行ERCP取石、更换支架，其间多次完善病理，均未见恶性依据。

治　疗

10 肝门部胆管癌射频消融（1）

病例　肝门部胆管狭窄，胆囊恶性肿瘤伴肝转移

■ 病史摘要

　　患者女，71 岁，6 个月前患者体检发现胆囊占位，肝内多发低回声，肝内外胆管及胆总管扩张，外院行"腹腔镜探查 + 胆囊壁组织及腹部结节取检术"，病理示"胆囊壁组织"：中低分化腺癌，诊断胆囊癌伴肝转移，后至我院行吉西他滨 + 顺铂 + 度伐利尤单抗治疗 1 个疗程，3 个月前因出现肝功能不全、梗阻性黄疸于我院行 ERCP 术，造影见肝门部胆管狭窄（图 1），于左肝内胆管置入塑料支架，右肝留置鼻胆管。后再次化疗 2 个疗程，1 个月前因梗阻性黄疸、胆管炎再次入院，排除禁忌后行 PTCD 引流左侧肝内胆管（图 2），后患者好转出院。

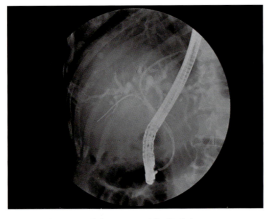

图 1　患者 2 个月前行 ERCP：肝门部狭窄

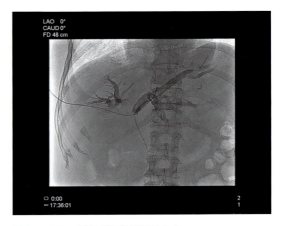

图 2　PTCD：肝门部胆管截断性改变

■ 辅助检查

1 个月后再次入院，查 MRCP：肝内胆管扩张较前缓解，肝门部截断（图 3）。

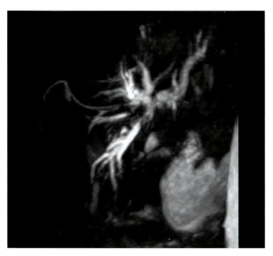

图 3 MRCP：肝门部截断

■ 结果

ERCP 联合 eyeMAX 洞察成像系统检查

排除禁忌后行 ERCP：肝门部胆管狭窄，超选无法成功进入目标胆管。

eyeMAX 洞察成像系统所见

循导丝置入直接胆道镜，胆道镜直视下超选肝内胆管（图 4 ~ 图 7），导丝成功选入左肝内胆管。循导丝置入消融导管，行左肝内胆管射频消融治疗。胆道镜直视下超选右肝内胆管，导丝无法选入。经 PTCD 引流管超选导丝选入胆总管，在 PTCD 管标记下成功选入右肝内胆管，循导丝置入消融导管，行右肝内胆管射频消融治疗。后再次置入直接胆道镜，见肝门部胆管黏膜发白坏死（图 8 ~ 图 11）。后于左右肝内胆管留置塑料支架。

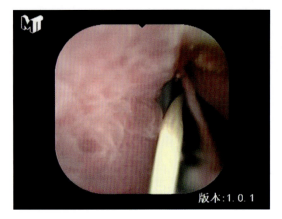

图 4　胆道镜直视下超选肝内胆管

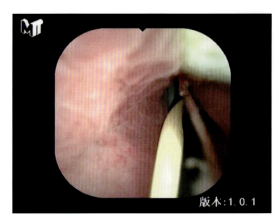

图 5　胆道镜直视下超选肝内胆管

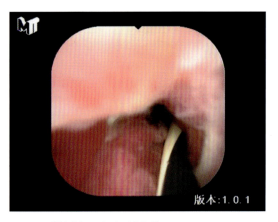

图 6　胆道镜直视下超选肝内胆管

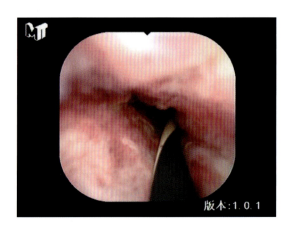

图 7　胆道镜直视下超选肝内胆管

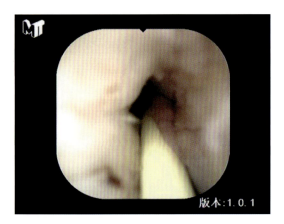

图 8　射频消融后改变

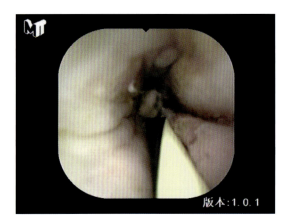

图 9　射频消融后改变

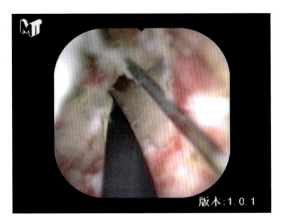

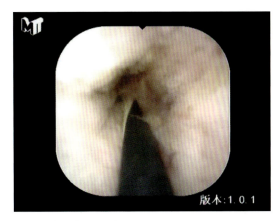

图 10　射频消融后改变　　　　　　　　　　图 11　射频消融后改变

■ 诊断

肝门部胆管狭窄，胆囊恶性肿瘤伴肝转移。

■ 后续治疗

患者 1 个月后突发肺栓塞，后合并肺部感染，治疗无效死亡。

11 肝门部胆管癌射频消融（2）

病例　肝门部胆管癌

■ 病史摘要

患者男，52 岁，因"上腹疼痛不适伴尿黄 10 日余"入院。

■ 辅助检查

完善检查提示总胆红素为 161.0μmol/L，直接胆红素为 100.3μmol/L，糖类抗原 19-9 为 68.20U/mL。增强 CT：肝门部局部胆管壁增厚伴强化，肝内胆管扩张，胆囊壁增厚强化（图 1）。MRCP：肝门部局部胆管壁增厚，肝内胆管扩张，胆囊壁轻度增厚（图 2）。

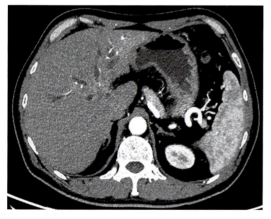

图 1　CT：肝门部局部胆管壁增厚伴强化

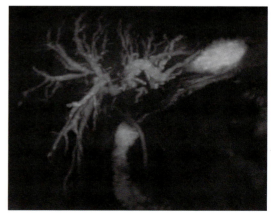

图 2　MRCP：肝门部胆管截断

■ 结果

ERCP 联合 eyeMAX 洞察成像系统检查

排除禁忌后行 ERCP 空气造影：肝门部胆管狭窄，肝内胆管扩张，左肝内胆管扩张明显，胆总管无异常（图 3）。

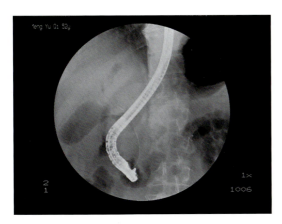

图 3 ERCP：肝门部胆管狭窄，左肝内胆管扩张

eyeMAX 洞察成像系统所见

循导丝置入直接胆道镜：肝门部及左肝内胆管管壁不均匀增厚，管壁呈结节样隆起，伴有异常增粗血管（图 4 ~ 图 9）。予以直视下活检（图 10），留置鼻胆管，活检病理：纤维结缔组织及极少量腺上皮，未见明确异型增生。数日后为行多支引流，再次 ERCP，见鼻胆管于左肝内胆管，导丝超选进入右前及右后肝内胆管，行胆管细胞刷、探条扩张后留置塑料支架（图 11），术后刷片病理：凝血块内见少量腺上皮细胞，细胞具有轻度异型性。为明确病理，排除禁忌后行腹腔肿瘤活检 + 淋巴结活检术，术中及术后病理：中分化腺癌，神经侵

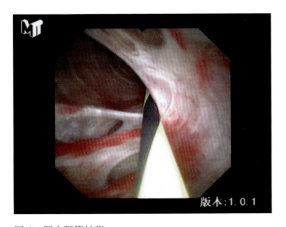

图 4 肝内胆管扩张

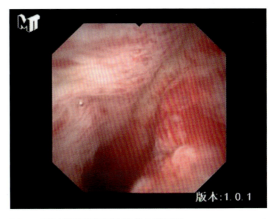

图 5 肝门部胆管粗糙狭窄伴血管增粗

犯。术中探查肿瘤累及肝动脉及门静脉，无法手术切除，遂至肿瘤科行仑伐替尼＋特瑞普利单抗化疗 2 个疗程。

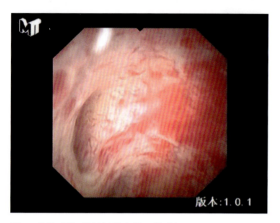

图 6　肝门部胆管粗糙狭窄伴血管增粗

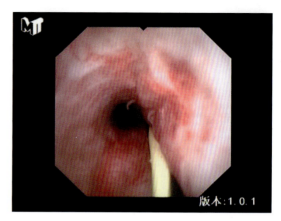

图 7　肝门部胆管粗糙狭窄伴血管增粗

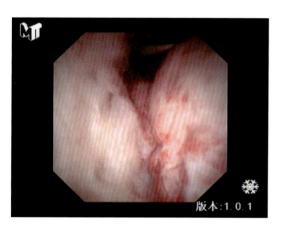

图 8　肝门部胆管粗糙狭窄伴血管增粗

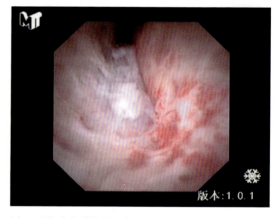

图 9　肝门部胆管粗糙狭窄伴血管增粗

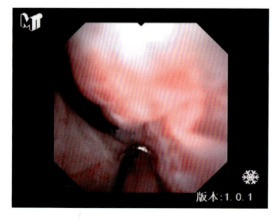

图 10　直接胆道镜直视下活检

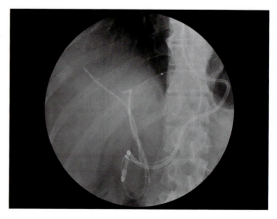

图 11　ERCP 多支引流后

3个月后患者间断发热，查总胆红素 52.7μmol/L，直接胆红素 38.2μmol/L，再次入院排除禁忌后行 ERCP，鼻胆管及支架在位，拔除后造影：肝门部胆管狭窄，肝内胆管扩张，左肝内胆管扩张较明显（图 12）。循导丝置入直接胆道镜见：肝门部胆管狭窄，不规则隆起，血管增粗（图 13、图 14）。予射频消融后再次进入胆道镜观察，见肝门部狭窄改善，颜色发白，黏膜坏死（图 15、图 16）。导丝超选进入右前、左内和左外肝内胆管扩张后分别留置塑料支架及鼻胆管（图 17）。

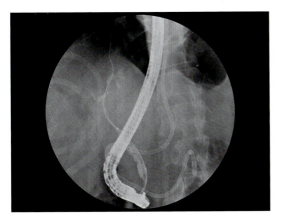

图 12　ERCP：肝门部胆管狭窄，左肝内胆管扩张

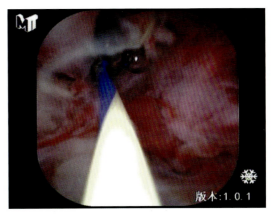

图 13　肝门部胆管粗糙狭窄伴血管增粗

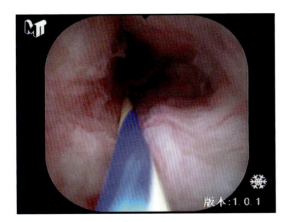

图 14　肝门部胆管粗糙狭窄伴血管增粗

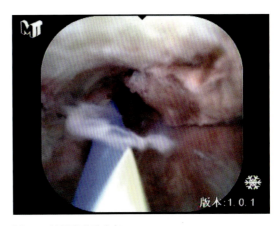

图 15　射频消融后改变

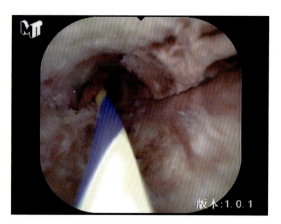

图16 射频消融后改变

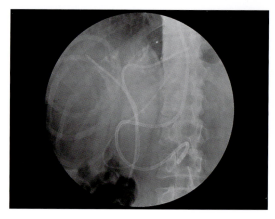

图17 ERCP多支引流后

■ 诊断

肝门部胆管癌。

■ 后续治疗

术后患者再次于肿瘤科化疗 1 个疗程，3 个月后患者因急性化脓性胆管炎，再次入院行 ERCP，予 3 个胆管分别更换塑料支架后症状好转出院。2 个月后患者复查胆红素较前仍有进展，总胆红素 175μmol/L，直接胆红素 155.5μmol/L，再次入院行 ERCP 并行射频消融治疗，留置 3 支引流后症状好转出院。

12 激光碎石 + 射频消融

病例 肝门部胆管结石，十二指肠乳头占位，肝门部胆管占位

■ 病史摘要

患者男，82 岁，因"皮肤巩膜黄染 2 个月"入院，入院前外院行胆囊切除术、胆总管切开取石术、T 管引流术。

■ 辅助检查

本次外院腹部超声：肝门部胆管及左右肝内胆管结石，左、右叶肝内胆管扩张。入院后查糖类抗原 19-9 为 691U/mL。

■ 结果

ERCP 联合 eyeMAX 洞察成像系统检查

排除禁忌后行 ERCP，见十二指肠乳头肿大（图 1），NBI 下表面腺管结构增宽（图 2），

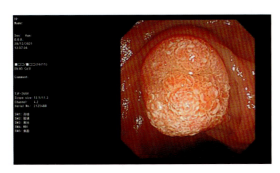

图 1　白光：十二指肠乳头肿大

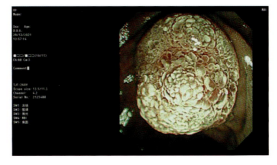

图 2　NBI：十二指肠乳头腺管增宽

造影见：肝门部胆管狭窄，左肝内胆管明显扩张（图3）。

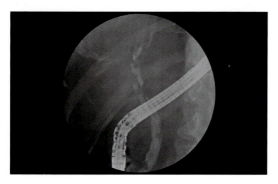

图3　ERCP：肝门部胆管狭窄，左侧肝内胆管明显扩张

eyeMAX 洞察成像系统所见

　　循导丝置入直接胆道镜：肝门部黏膜增生明显（图4～图7），并见多个较大结石，其中一个较大结石嵌顿（图8），胆道镜直视下予激光碎石（图9、图10），后应用取石球囊和网篮取出较多结石（图11、图12），取石后造影见充盈缺损消失（图13），刷片后循胆管导丝于左肝内胆管置入鼻胆管。

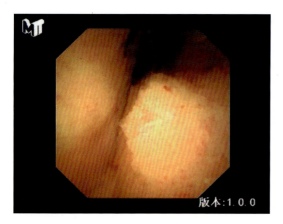

图4　肝门部黏膜增生明显

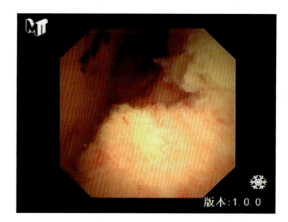

图5　肝门部黏膜增生明显

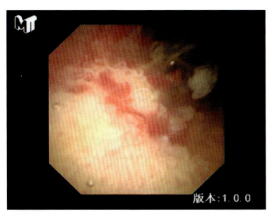

图 6　肝门部黏膜增生明显

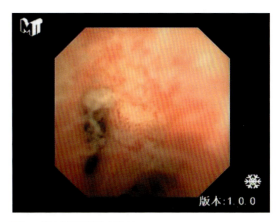

图 7　肝门部黏膜增生明显

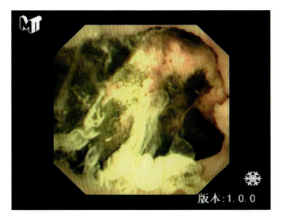

图 8　见多个较大结石部分嵌顿

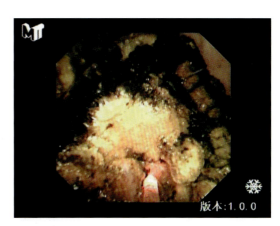

图 9　胆道镜直视下激光碎石

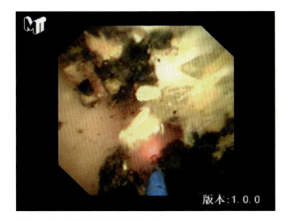

图 10　胆道镜直视下激光碎石

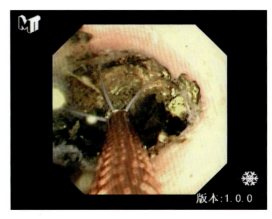

图 11　胆道镜直视下网篮取石

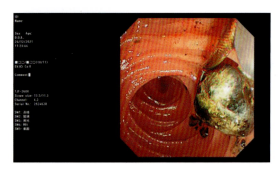

图 12　网篮取石后

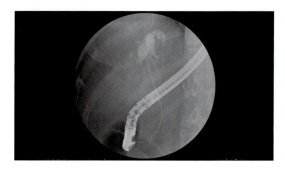

图 13　再次造影见充盈缺损消失

患者刷片病理提示异型细胞，外科、肿瘤科会诊后与患者家属沟通，患方考虑患者高龄拒绝外科手术及短期内化疗，遂再次行 ERCP，行射频消融治疗，消融后直接胆道镜见肝门部黏膜发白坏死（图 14、图 15）。术毕留置鼻胆管。

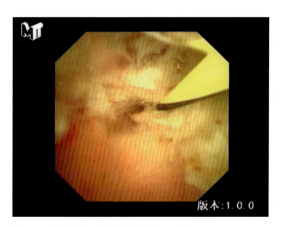

图 14　射频消融后肝门部黏膜发白坏死

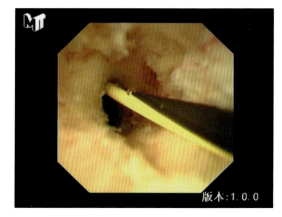

图 15　射频消融后肝门部黏膜发白坏死

■ 诊断

肝门部胆管结石，十二指肠乳头占位，肝门部胆管占位。

■ 后续治疗

患者出院后随访 2 个月，一般情况尚可，后失访。

13　胆总管残端胆管内乳头状黏液瘤

治疗

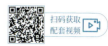

扫码获取
配套视频

病例　胆管内乳头状黏液瘤（IPNB）

■ 病史摘要

患者女，65 岁，30 余年前曾行胆囊切除术，7 年前曾因肝门部胆管黏液瘤行部分肝切除 + 肝肠吻合术。

■ 辅助检查

本次外院体检查 CT：肝门部类圆形囊性灶，内见高密度影（图 1）。MRCP：肝门部胆管扩张，内见不规则稍低信号（图 2）。外院建议外科手术，患者拒绝，转至我院，入院查 EUS：胆总管残端扩张，直径约 18.5mm，其内见分叶状稍高回声占位，横截面大小约 16.5mm×17.2mm。多普勒未见血流信号（图 3）。

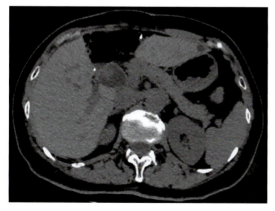

图 1　CT：肝门部类圆形囊性灶，内见高密度影

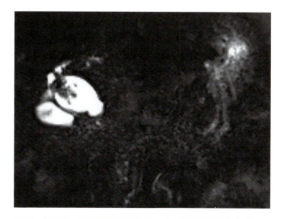

图 2　MRCP：肝门部胆管扩张，内见不规则稍低信号

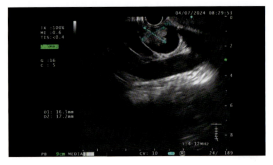

图3 EUS：胆总管残端扩张，内见分叶状稍高回声占位

■ 结果

ERCP 联合 eyeMAX 洞察成像系统检查

排除禁忌后行 ERCP，十二指肠乳头见白色黏液流出（图 4），插管后造影见：胆总管扩张，直径约 1.8cm，其内可见絮状充盈缺损影（图 5）。

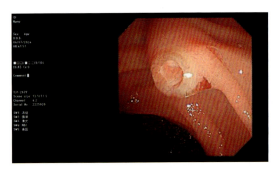

图4 十二指肠乳头见白色黏液流出

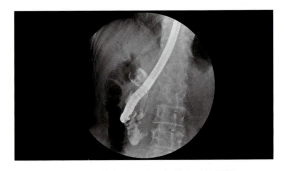

图5 ERCP：胆总管扩张，内见絮状充盈缺损影

eyeMAX 洞察成像系统所见

循导丝置入直接胆道镜：管腔内占位，呈乳头状和颗粒样隆起，直径约 1.6cm（图 6 ~ 图 9）。建议患者外科手术，患者拒绝，遂排除禁忌后行超声内镜引导下胆肠吻合术，于十二指肠 – 胆总管之间置入双蘑菇头金属支架（图 10），术后出院，1 个月后患者再次入院，排除禁忌后内镜下拔除支架，治疗镜经十二指肠 – 胆总管窦道进入胆总管残端，见胆总管残端内不规则发红结节样隆起性病变，表面呈乳头样外观，见黏液附着（图 11）。置入圈套器于病变基底切除病变（图 12、图 13），切除后创面未见明显肿瘤残留（图 14），后用 APC 消融创面（图 15）。

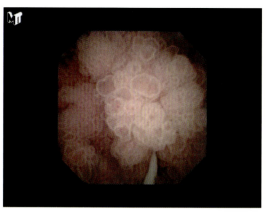

图 6 管腔内占位，呈乳头状和颗粒样隆起

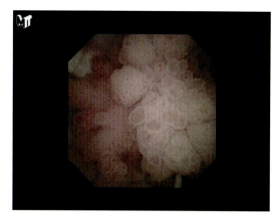

图 7 管腔内占位，呈乳头状和颗粒样隆起

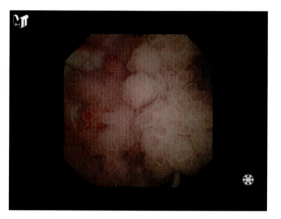

图 8 管腔内占位，呈乳头状和颗粒样隆起

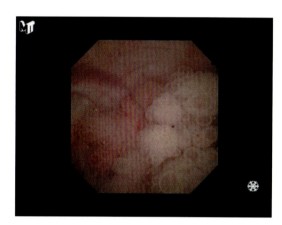

图 9 管腔内占位，呈乳头状和颗粒样隆起

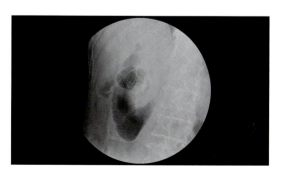

图 10 超声内镜引导下胆肠吻合术后

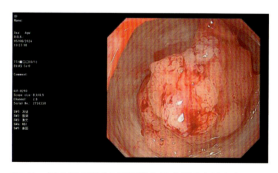

图 11 胆总管残端内不规则发红结节样隆起性病变

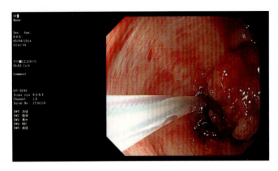

图 12　圈套切除病变

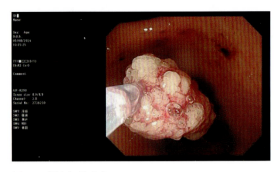

图 13　圈套切除病变

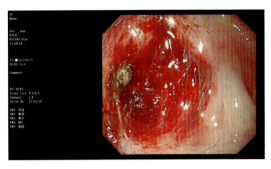

图 14　切除后创面未见明显肿瘤残留

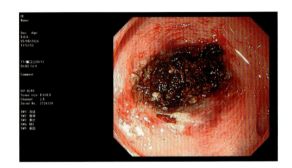

图 15　APC 消融创面

■ 病理结果

　　胆管肿物：胆管内乳头状黏液瘤（IPNB），胃型，伴小灶区高级别上皮内瘤变。送检肿瘤 2 个，大小分别为 1.5cm×1.4cm×1.1cm 和 1.6cm×1.6cm×1.1cm。

　　免疫组化：肿瘤细胞表达 MLH1（＋），PMS2（＋），MSH2（－），MSH6（－），p53（野生型表达），Ki-67（约 10%＋），MUC2（约 25%＋），MUC5ac（弥漫＋），MUC6（弥漫＋），CDX-2（约 15%＋）。特殊染色：弹力（显示血管）。呈 dMMR 表型（错配修复功能缺陷），其中 MSH2、MSH6 蛋白表达缺失，高度提示肿瘤具有高微卫星不稳定性（MSI-H）特征。

■ 诊断

　　胆管内乳头状黏液瘤（IPNB）。

■ 后续治疗

　　术后随访 1 个月，一般情况良好。

胆管内乳头状黏液瘤的诊治进展

　　胆管内乳头状黏液瘤 (intraductal papillary neoplasm of the bile duct, IPNB) 是发生在胆管内与胰管内乳头状黏液瘤类似的病变，被定义为胆管内发生的乳头状或绒毛状肿瘤，其中心存在纤细的血管纤维。目前认为东亚地区 10% ~ 30% 的胆管癌来源于 IPNB 恶变，远高于欧美国家的 7% ~ 11% 。 IPNB 患者发病年龄多在 60 ~ 70 岁，男性多于女性。

　　既往对 IPNB 的研究主要源于外科切除术后的标本，胰胆管子镜技术的发展使得临床发现了更多的此类病变，近年来也有越来越多病例被报道。IPNB 可以发生在大胆管的任何部位，但是在临床上主要见于左肝管附近的肝门部胆管，既可以引起局部狭窄，也可以形成囊性扩张。与胆管内上皮瘤变不同，IPNB 可以在子镜下被清晰地观察到。 内镜下 IPNB 可以表现单发或者多发的颗粒状、乳头状、绒毛状或者结节样隆起，常沿着胆管壁葡匐式生长。尽管临床中多数 IPNB 局限性存在，但是大约 10% 的 IPNB 呈现跳跃型分布，这也是导致胆管手术复发的重要原因。目前认为 IPNB 与 IPMN 类似，二者有类似胚胎发育，皆来源于前肠内胚层，胆管周围腺体具备胰腺外分泌功能，且胆管周围腺内的干细胞具备向胆管、胰腺和肝细胞分化的能力。IPNB 按照来源谱系可以分为胆胰型、肠型、嗜酸细胞型和胃型，按照细胞和组织结构的异型性可以分为低级别和高级别。近年来，日韩病理医生建议将 IPNB 分为两型：1 型是低级别或者高级别组织结构规则，2 型是高级别伴不规则组织结构。与 IPMN 相比，IPNB 的组织学分型中胆胰型更常见，而 IPMN 中肠型较多。研究表明 1 型和 2 型的分子基础，1 型出现的更多是 Kras、Gnas 和 RNF43 突变，2 型中多出现 CTNNB1 突变，而缺少 Kras 、Gnas 和 RNF43 突变。尽管目前认为 IPNB 与胆系结石、硬化性胆管炎、血吸虫感染、胆管扩张症等有关，但是 IPNB 的发生机制仍未被完全阐释。

　　临床多数 IPNB 无明显特异性症状，往往是非特异性右上腹隐痛不适。部分 IPNB 由于可产生黏液，因此可以引起胆管炎或者继发胆管结石，影像学检查往往伴有胆管显著的扩张。有研究根据其胆管肿瘤及胆管扩张部位，将 IPNB 分为 4 种类型：①胆管内肿瘤仅伴有近端上游胆管扩张；②与正常胆管不成比例的扩张而无可见确切的肿块；③胆管内肿瘤伴有近端和远端胆管同时扩张；④肿瘤存在局部囊状的胆管内，同时伴有胆管扩张。胰胆管镜技术的日臻成熟使得临床对 IPNB 的诊断更加准确。IPNB 的胆道镜下表现类似于 IPMN，多为鱼卵样、颗粒样、乳头状、结节样或者绒毛样改变。现有的研究表明，如果联合窄带光技术（Narrow Band Imaging, NBI）可以清晰地辨识病变局部的微细结构。根据 IPNB 恶变的病理及内镜所见，IPNB 恶变可出现病变较大、容易出血、结构大小不一、血管粗细不均。近年来，有研究者模仿内镜下早期胃癌的内镜特点提出了所谓 FV（Form Vessel）诊断体系。这一体系将病变的形状分成 4 个等级：F1 指的是胆管黏膜平坦光滑；F2 胆管壁呈细颗粒样隆起；F3 指黏膜呈现乳头状改变；F4 病变局部呈现结节改变。而血管分为 3 个级别：V1 指的是局部血管纤细网格样改变；V2 不规则但是无扩张的血管；V3 指的是扩张、不规则且扭曲的血管。F2 黏膜颗粒样改变，血管多为 V2，当出现 F4 或者 V3 时则代表局部癌变。这一系统较为系统、客观，但是其对血管的分级有时有不足之处。通过胆道镜下特点可以对 IPNB 进行视觉及内镜下活检，同时可以确定手术范围，协助外科切除。

胆管癌来源于胆管上皮瘤变（Biliary Intraepithelial Neoplasm, BilIN）的更为常见，平坦型的高级别 BilIN 在内镜下难以被发现，仅能在显微镜下被发现。微乳头状的高级别 BilIN 多表现为局部黏膜增厚、天鹅绒样外观或者颗粒样改变。一般高级别 BilIN 高度不超过 3mm，而 IPNB 高度多超过 5mm，而处于 3～5mm 之间的被认为是 IPNB 的初期改变。二者之间的差别也说明 IPNB 发展而成的胆管癌大体类型多为腔内生长型，而 BilIN 形成的胆管癌多为浸润生长型。但是理论上在发病初期，即使在病理上可能也难以区别，这也提示胆管癌的发病机制目前为止仍存在诸多未知因素。临床中胆管以沿胆管壁浸润生长最常见，这种类型的胆管癌是从 BilIN 发展而来的，从病理上分析应多从黏膜的深部来源。目前也的确在临床病例中发现了这一类源于固有膜的胆管腺癌，其胆管周围腺的关系也值得进一步研究。而所谓微乳头状 BilIN，理论上难以与早期 IPNB 鉴别。IPNB 的首选治愈方法是外科根治性切除，上文已经提及胆道镜可以协助判断 IPNB 的手术切除范围。此外，随着内镜和介入技术的发展通过局部射频消融或者内镜下局部切除 IPNB 的报道也逐渐增多。而胆道镜同样对于局部治疗后是否残留也有着重要的协助作用。

综上，IPNB 是一种少见的、恶变率较高的疾病，而患者早期无特殊临床表现，大大增加了疾病早期诊断的难度。胆道镜技术实现胆道病变可视化诊断，有助于 IPNB 早期发现，并为其外科手术治疗提供术前指导和术后监测，有望实现疾病早期发现、早期诊断及早期治疗。

参考文献

[1] CHEN T C, NAKANUMA Y, ZEN Y, et al. Intraductal papillary neoplasia of the liver associated with hepatolithiasis [J]. Hepatology, 2001, 34(4 Pt 1): 651–658.

[2] ZEN Y, JANG K T, AHN S, et al. Intraductal papillary neoplasms and mucinous cystic neoplasms of the hepatobiliary system: demographic differences between Asian and Western populations, and comparison with pancreatic counterparts [J]. Histopathology, 2014, 65(2): 164–173.

[3] BENNETT S, MARGINEAN E C, PAQUIN-GOBEIL M, et al. Clinical and pathological features of intraductal papillary neoplasm of the biliary tract and gallbladder [J]. HPB (Oxford), 2015, 17(9): 811–818.

[4] KUBOTA K, JANG J Y, NAKANUMA Y, et al. Clinicopathological characteristics of intraductal papillary neoplasm of the bile duct: a Japan-Korea collaborative study [J]. J Hepatobiliary Pancreat Sci, 2020, 27(9): 581–597.

[5] NAKANUMA Y, LI Z, SATO Y, et al. A Pathological Assessment of the Microvasculature of Biliary Tract Neoplasms Referring to Pre-Existing Blood Vessels and Vessel Co-Option [J]. Cancers (Basel), 2024, 16(22).

[6] KENDALL T, VERHEIJ J, GAUDIO E, et al. Anatomical, histomorphological and molecular classification of cholangiocarcinoma [J]. Liver Int, 2019, 39 Suppl 1: 7–18.

第2章

胰腺疾病

1 良性狭窄（1）

病例　胰管良性狭窄

■ 病史摘要

患者男，61岁，因"右上腹胀伴畏寒发热1周"入院。

■ 辅助检查

完善全腹部增强 CT：胰头沟突囊实性占位，门静脉栓子形成（图 1）。

MRCP：胰头旁占位，局部与胰腺分界欠清，胆囊结石，胆囊炎，胆总管结石，肝内胆管及胆总管扩张（图 2）。

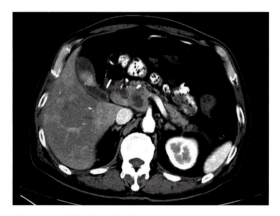

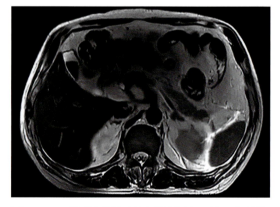

图 1　全腹部增强 CT 提示胰头钩突囊实性占位，大小约 3.2cm×2.8cm，边界不清，增强后胰腺实质期呈相对低密度，内见无强化低密度影，累及肠系膜上动脉、门静脉主干、肠系膜上静脉、脾静脉

图 2　MRCP 提示胰头部可见片状混杂长 T1 长 T2 信号影，较大截面大小约 3.2cm×2.1cm，DWI 呈高信号，胰管未见明显扩张。门静脉主干及左右分支可见充盈缺损影，DWI 相信号增高

结果

ERCP 联合 eyeMAX 洞察成像系统检查 +EUS-FNA

排除禁忌后行 EUS：胰腺钩突占位（图 3）。继而行 EUS-FNA 获取病理。为行胆管引流、获取胆管病理行 ERCP，X 线下见胆总管下段充满型充盈缺损，取石后造影见胰颈体部囊性病变显影，大小约 2.5cm×3cm（图 4）。

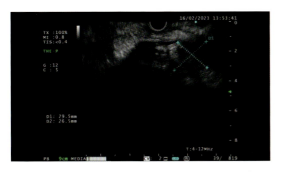

图 3 胰腺钩突可见一不规则低回声团块影，边界不清晰，横截面大小约 20.6mm×15.6mm，弹性成像 4 分，超声造影提示乏血供病灶，病灶近端主胰管扩张

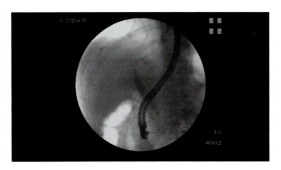

图 4 ERCP 取石后造影见胰颈体部囊性病变显影，大小约 2.5cm×3cm

eyeMAX 洞察成像系统所见

循导丝置入 7Fr 直接胰管镜，见囊性病变所在的分支胰管处有黏液样物质流出及鱼卵样改变（图 5）。胰头部主胰管见管壁环周发白狭窄（图 6）及纵行充血发红区（图 7、图 8）。循导丝置入胰管细胞刷，行胰管狭窄处刷片，后循导丝置入 5Fr 鼻胰管。

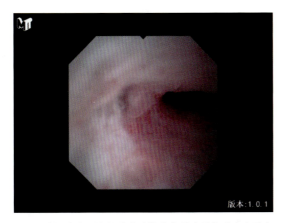

图 5 囊性病变所在的分支胰管处有黏液样物质流出及鱼卵样改变

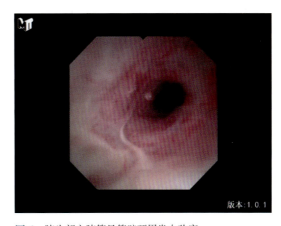

图 6 胰头部主胰管见管壁环周发白狭窄

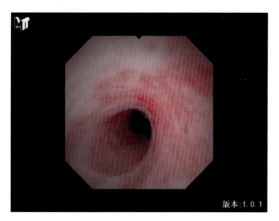
图 7　胰头部主胰管见管壁纵行充血发红区

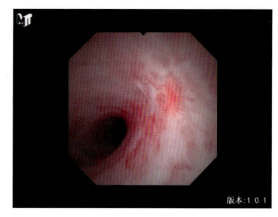
图 8　胰头部主胰管见管壁纵行充血发红区

■ 病理结果

胰腺穿刺组织学、穿刺刷片、胰管刷片均未见明确恶性依据。

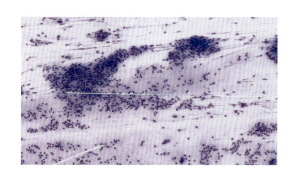

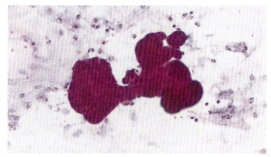

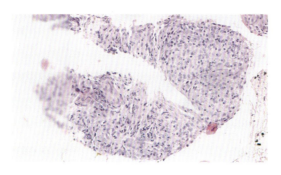

■ 诊断

胰管良性狭窄。

■ 后续治疗

术后 1 个月复查胰腺增强 CT、MRCP，较前无明显进展，PET-CT：胰头部稍低密度软组织灶（约 3.2cm×2.9cm，SUVmax=5.3），葡萄糖代谢增高，后再次入院行 EUS-FNA，凝血块内见片状分布的单核样细胞，结合免疫组化检查结果考虑组织细胞。另见少量脱落的腺上皮，未见明确恶性依据。胰腺 MDT 讨论后考虑恶性依据不充分，建议密切随访。半年后复查胰腺增强 CT，较前缩小（图 9），考虑良性疾病。

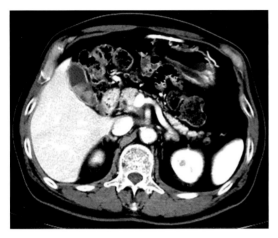

图 9　半年后复查胰腺增强 CT，提示胰头见片状低密度影，大小约 16mm×11mm，较前范围明显缩小，增强后轻度强化，边界不清，与门静脉主干及邻近肠系膜上静脉分界不清

2 良性狭窄（2）

病例 慢性胰腺炎，胰管良性狭窄

■ 病史摘要

　　患童男，12 岁，5 岁起反复腹痛，1 年前因腹痛再发至外院就诊。查淀粉酶测定：425U/L，全腹部 CT 平扫 + 增强示：胰腺饱满，胰管稍扩张；上腹部平扫 +MRCP+ 增强：胰腺饱满，胰头及钩突部信号异常，胰管扩张。考虑胰腺炎，至我院行 ERCP：胰头部胰管狭窄，胰体尾部胰管扩张，边缘尚光滑，置入胰管支架（图 1）。

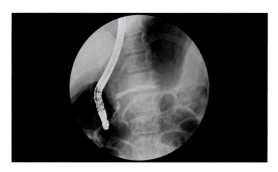

图 1　ERCP：胰头部胰管狭窄，胰体尾部胰管扩张，边缘尚光滑

■ 辅助检查

　　半年前于我院查 MRCP：胰管轻度扩张（图 2）。行 EUS：胰腺回声光点密集，回声不均匀，可见线状高回声影，胰腺头部较明显。主胰管末端直径约 1.6mm，胰头部至胰尾主胰管全程扩张，胰腺头部主胰管直径约 4.6mm，可见分支胰管显示（图 3）。胰腺颈部、体部、尾

部主胰管直径分别约为 8.0mm，4.7mm，3.5mm。1 个月前腹痛再发，入院行 ERCP，更换 2 个胰管支架（图 4）。

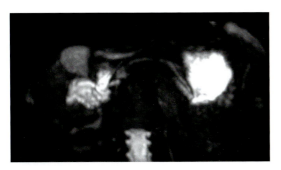

图 2　MRCP：胰管轻度扩张

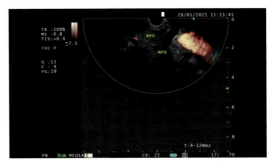

图 3　EUS：胰腺头部主胰管直径约 4.6mm，可见分支胰管显示

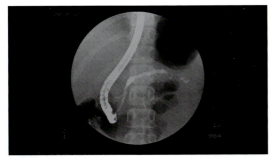

图 4　ERCP：胰头部胰管狭窄，胰体尾部胰管扩张，边缘尚光滑

结果

ERCP 联合 eyeMAX 洞察成像系统检查

术后 1 个月反复腹痛，再次入院行 ERCP：X 线示胰体部主胰管可见一充盈缺损影（图 5）。

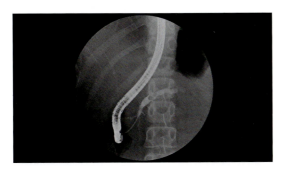

图 5　X 线示胰体部主胰管可见一充盈缺损影

循导丝置入直接胰管镜，可见胰体部主胰管内结节样隆起（图 6），中央可见一溃疡凹陷（图 7 ~ 图 10），胰管局部增生（图 11），胰管镜直视下活检送病理（图 12）。循胰管导丝置入 2 个塑料支架。

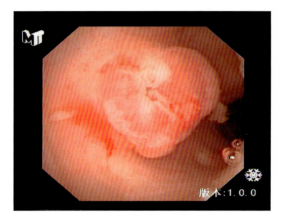

图 6 胰体部主胰管内结节样隆起

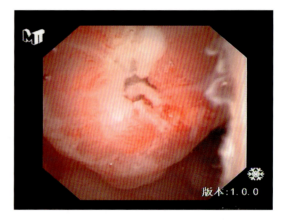

图 7 主胰管隆起中央可见一溃疡凹陷

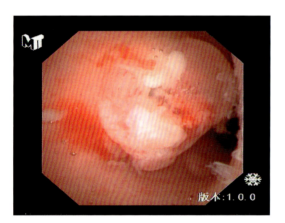

图 8 主胰管隆起中央可见一溃疡凹陷

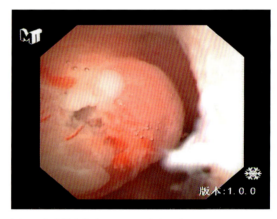

图 9 主胰管隆起中央可见一溃疡凹陷

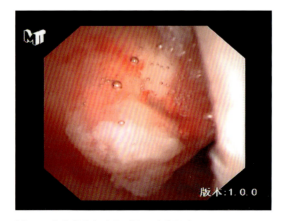

图 10 主胰管隆起中央可见一溃疡凹陷

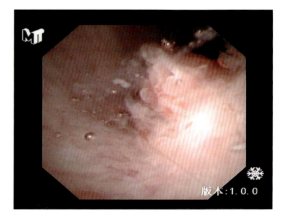

图 11 胰管局部增生

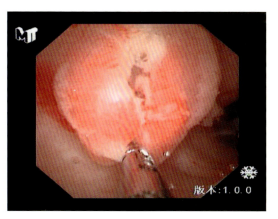

图12 胰管镜直视下活检送病理

■ 病理结果

黏膜组织示活动性炎症伴肉芽组织增生，未见肿瘤组织学依据。

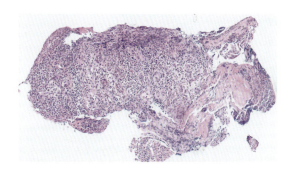

■ 诊断

慢性胰腺炎，胰管良性狭窄。

■ 后续治疗

患童腹痛症状好转，未再反复，复学。

3 胰腺上皮内瘤变（1）

诊 断

病例 胰腺上皮内瘤变（PanIn）

■ 病史摘要

患者男，63 岁，因直肠 NET 于我科住院行 ESD。

■ 辅助检查

查 CA19-9 为 34.80U/mL。

完善全腹部增强 CT：胰尾部胰管扩张（图 1）。

胰胆管水成像 MRCP+ 上腹平扫：胰管轻度扩张，尾部为著（图 2）。

进一步完善 EUS：胰腺形态规则，回声普遍偏高，光点增粗，胰头体主胰管未见明显异常，胰体尾交界处胰管狭窄，胰尾主胰管扩张，直径约 4.5mm（图 3），胰头分支胰管见显示。

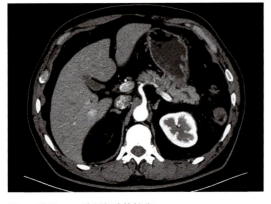

图 1 增强 CT：胰尾部胰管扩张

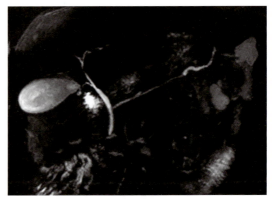

图 2 MRCP：胰管轻度扩张，尾部为著

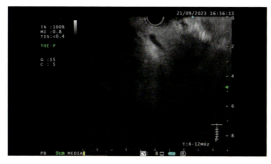

图 3 EUS：胰尾主胰管扩张，直径约 4.5mm

结果

ERCP 联合 eyeMAX 洞察成像系统检查

排除禁忌后行 ERCP，X 线：主胰管尾部局限性扩张（图 4）。

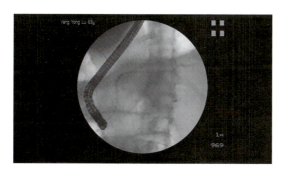

图 4 ERCP：主胰管尾部局限性扩张

eyeMAX 洞察成像系统所见

循导丝置入直接胰管镜：胰尾主胰管环周发红，管腔狭窄（图 5 ~ 图 8），直接胰管镜不能继续进镜，在狭窄处刷片送检，其余胰管管腔未见异常。

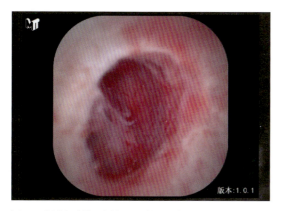

图 5 胰尾主胰管环周发红，管腔狭窄

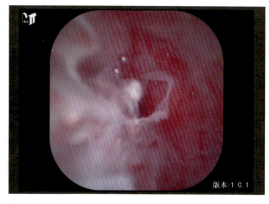

图 6 胰尾主胰管环周发红，管腔狭窄

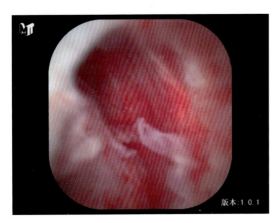

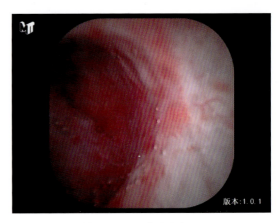

图 7　胰尾主胰管环周发红，管腔狭窄　　　　图 8　胰尾主胰管环周发红，管腔狭窄

■ 病理结果

胰管刷片、胰管液基：查见轻度异型的上皮细胞。

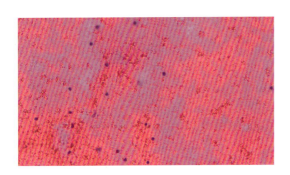

■ 诊断

PanIn。

■ 后续治疗

胰腺外科会诊后患者要求随访观察。

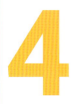

4 胰腺上皮内瘤变（2）

扫码获取
配套视频

病例 胰腺上皮内瘤变

■ 病史摘要

患者女，61岁，因"反复中上腹胀痛4月余"入院。

■ 辅助检查

入院前外院查全腹部增强CT提示胰管扩张，胆总管及肝内外胆管轻度扩张，我科院外会诊查EUS：胰头胰管内可疑低回声占位，主胰管扩张。入院后查CT：胰头部胰管明显狭窄伴可疑软组织影，其上游胰管轻度扩张（图1～图3）。

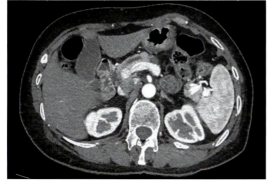

图1　CT：胰腺体部胰管扩张

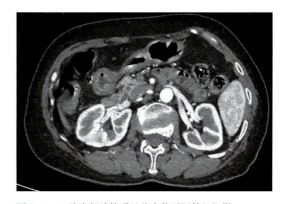

图2　CT：胰头部胰管明显狭窄伴可疑软组织影

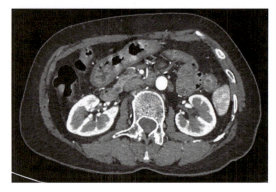

图 3　CT：狭窄上游胰管轻度扩张

■ 结果

ERCP 联合 eyeMAX 洞察成像系统检查

排除禁忌后行 ERCP：主胰管全程扩张，胰头见不规则充盈缺损（图 4）。

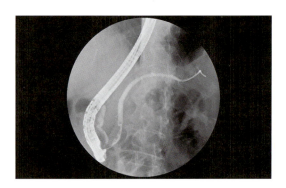

图 4　ERCP：主胰管全程扩张，胰头见不规则充盈缺损

eyeMAX 洞察成像系统所见

循导丝置入直接胰管镜：胰头主胰管内见不规则占位，占据管腔 2/3 周，表面发红，见血管增生，病灶大小约 8mm（图 5 ～图 8）。在直接胰管镜直视下活检（图 9），后循胰管导丝置入鼻胰管。

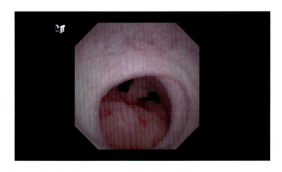

图 5　胰头主胰管内见不规则占位

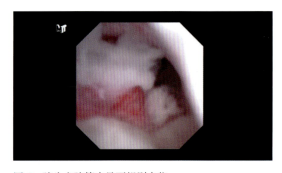

图 6　胰头主胰管内见不规则占位

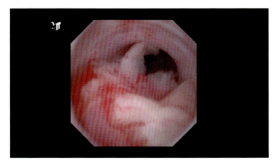

图7 胰头主胰管内见不规则占位

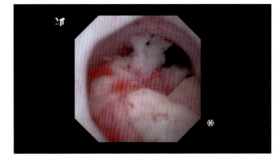

图8 胰头主胰管内见不规则占位

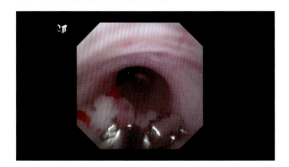

图9 直接胰管镜直视下活检

■ 病理结果

胰管组织：送检极少量胰管组织示黏膜广泛鳞状上皮化生，鳞化上皮具有轻度不典型性。

免疫组化：肿瘤细胞表达 CD10（-），Vimentin（-），Syn（-），CD56（-），β catenin（膜+），Trypsin（-），PR（-），CD99（灶），CK（+++），Ki-67（散在+），INSM1（-），P40（+++）。

■ 诊断

胰管黏膜不典型增生。

■ 后续治疗

排除禁忌后行腹腔镜下保留十二指肠的胰头切除（L-DPPHR）+胰管空肠吻合（Roux-en-Y 吻合）+腹腔淋巴结活检术。术后病理（胰腺肿瘤切除）：胰腺导管扩张，导管上皮局部鳞状上皮化生伴乳头状瘤形成，局部高级别上皮内瘤变，肿瘤最大径 0.3cm。周围胰腺组织未见特殊，标本断端切缘未见肿瘤组织。胰周查见淋巴结3个，未见肿瘤累及。免疫组化结果：肿瘤细胞表达 CK20（-），Vimentin（-），Syn（-），CgA（-），CD56（-），β catenin（膜+++），CK7（+++），PR（-），CK19（+++），CK（+++），Ki-67（基底部 10%+），P63（+++），P40（+++）。术后随访1个月，一般情况良好。

5 胰腺导管内乳头状瘤（1）

病例 主胰管弥漫性扩张：MD-IPMN 可能；
胰腺体尾部囊性病变：BD-IPMN 可能

■ 病史摘要

患者男，75 岁，因"间断上腹痛 1 月余"入院。

■ 辅助检查

院外 CT：胰腺头颈部胰管明显扩张。入院后完善胰腺增强 CT：胰腺萎缩，胰管扩张（图 1）。MRCP：胰腺萎缩，胰管扩张（图 2）。EUS：胰腺实质萎缩，主胰管全程弥漫性扩张，主胰管末端直径约 7.2mm，内可见高回声絮状影，可活动。胰头主胰管内见壁结节，横截面大小约 9.9mm×7.8mm（图 3），弹性成像评分约 4 分，胰头主胰管直径约 11.7mm，胰体主胰管直径约 8.9mm，胰体尾见一囊性病变，横断面大小为 6.9mm×5.5mm，囊壁薄，病变与主胰管相通，囊壁内未见壁结节。

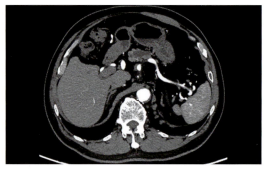

图 1 胰腺增强 CT：胰头部胰管扩张

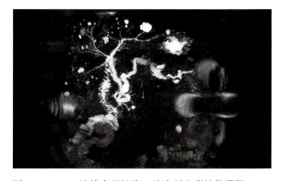

图 2 MRCP：胰管全程扩张，胰头下方囊性信号影

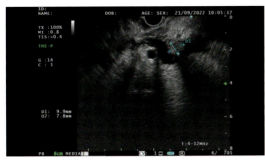

图 3 EUS：胰头部主胰管扩张，可见壁结节

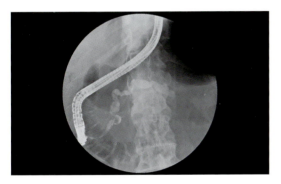

结果

ERCP 联合 eyeMAX 洞察成像系统检查

排除禁忌后行 ERCP：主胰管全程扩张（图 4）。

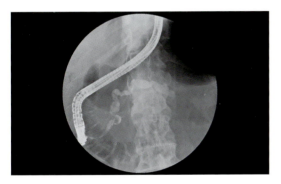

图 4 ERCP：主胰管全程扩张

eyeMAX 洞察成像系统所见

循导丝置入直接胰管镜，见胰头主胰管内乳头状增生结节（图 5 ~ 图 9），在直接胰管镜下活检（图 10），循导丝置入鼻胰管。

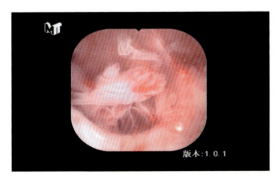 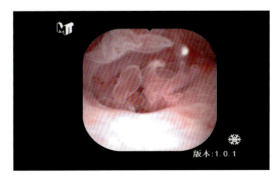

图 5 胰头主胰管内乳头状增生结节　　　　**图 6** 胰头主胰管内乳头状增生结节

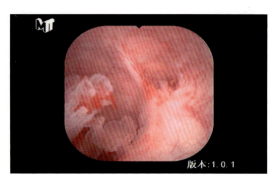

图7　胰头主胰管内乳头状增生结节

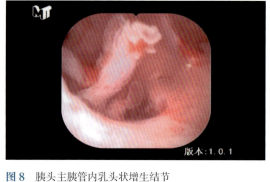

图8　胰头主胰管内乳头状增生结节

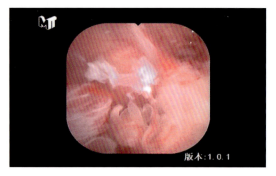

图9　胰头主胰管内乳头状增生结节

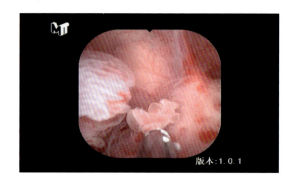

图10　直接胰管镜下活检

病理结果

胰头胰管组织：符合胰腺导管内乳头状瘤（IPMN）伴低度上皮内瘤变。

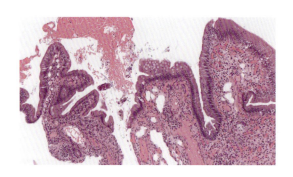

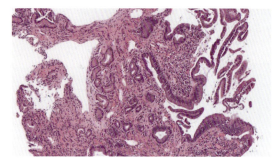

诊断

主胰管弥漫性扩张：MD-IPMN 可能；胰腺体尾部囊性病变：BD-IPMN 可能。

后续治疗

外科会诊示患者有手术指征，与患者沟通后予随访观察。

6 胰腺导管内乳头状瘤（2）

诊｜断

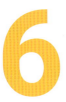

病例　**主胰管型 IPMN（胰头），胰头分支胰管囊性扩张：BD-IPMN**

■ 病史摘要

患者男，72 岁，因"腹胀 2 个月"入院。

■ 辅助检查

入院前外院 CT：胰头钩突囊性占位伴多发分隔（图 1）。我院门诊 EUS：胰腺头部可见多发囊性病变伴分支胰管扩张，与主胰管相通，横断面大小为 33.4mm×19.1mm（图 2）。主胰管全程扩张，胰头部主胰管直径约 7.7mm，内可见高回声结节，横截面大小约 2mm×4mm，胰颈主胰管直径约 10mm，胰尾主胰管直径约 4.6mm。入院进一步完善胰腺增强 CT：胰头钩突占位伴主胰管及分支胰管扩张（图 3）；MRCP：胰头钩突部囊性灶，伴胰管及胆总管扩张（图 4）。

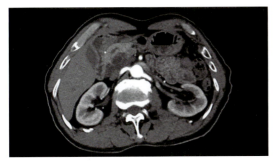

图 1　胰头钩突囊性占位伴多发分隔

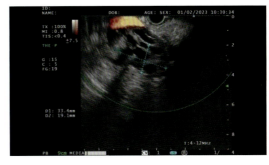

图 2　EUS：胰腺头部可见多发囊性病变

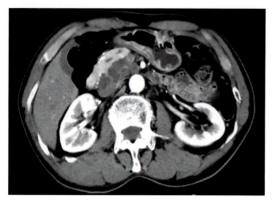

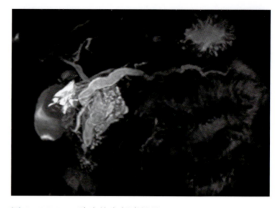

图 3　胰腺增强 CT：胰头钩突占位

图 4　MRCP：胰头钩突部囊性灶

结果

ERCP 联合 eyeMAX 洞察成像系统检查

排除禁忌后行 ERCP：主胰管全程扩张（图 5）。

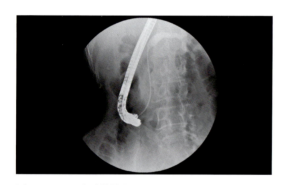

图 5　ERCP：主胰管扩张

eyeMAX 洞察成像系统所见

循导丝置入直接胰管镜：见胰头主胰管内大量鱼卵样增生结节（图 6 ～图 9），经胰头部的主胰管可进入分支胰管，见分支胰管囊性扩张，内有大量鱼卵样增生结节（图 10 ～图 12）。病灶均主要位于胰头处。直接胰管镜下活检胰管内的增生结节（图 13）。循导丝置入鼻胰管。

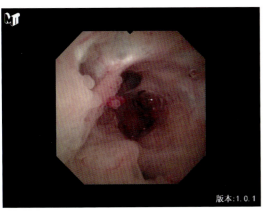

图 6　胰头主胰管内大量鱼卵样增生结节

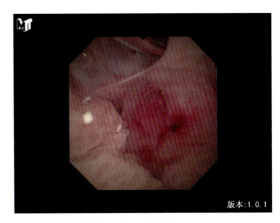

图 7　胰头主胰管内大量鱼卵样增生结节

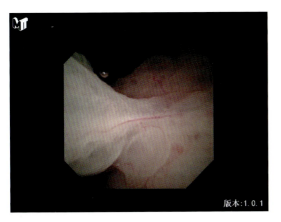

图 8　胰头主胰管内大量鱼卵样增生结节

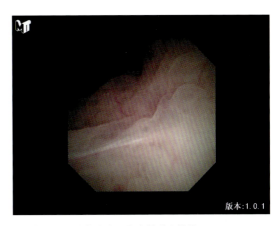

图 9　胰头主胰管内大量鱼卵样增生结节

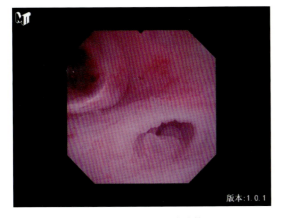

图 10　经胰头部的主胰管可进入分支胰管

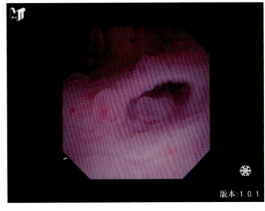

图 11　分支胰管囊性扩张

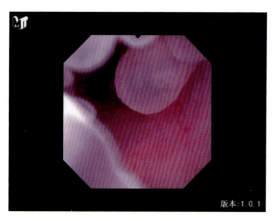

图 12　分支胰管内大量鱼卵样增生结节

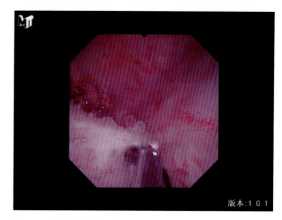

图 13　直接胰管镜下活检胰管内的增生结节

■ 病理结果

胰管：黏膜组织慢性炎症伴局灶导管上皮增生，结合临床内镜检查考虑胰腺导管内乳头状瘤（IPMN）可能。

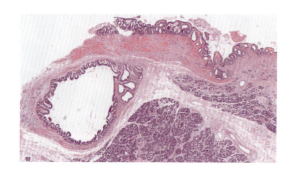

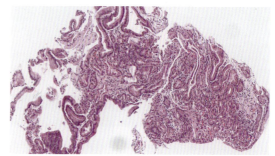

■ 诊断

主胰管型 IPMN（胰头），胰头分支胰管囊性扩张：BD-IPMN。

■ 后续治疗

外科会诊考虑患者有手术指征，与患者沟通后行保留幽门的胰十二指肠切除术（PPPD 手术），术后病理胰十二指肠切除标本（F202300424/S202302646）：胰腺导管内乳头状瘤（IPMN）伴低级别上皮内瘤变（混合胰管型，未累及胆总管、未侵及胰腺实质未累及 Oddi 括约肌、未累及小肠壁、大血管未受累；微血管脉管内未见瘤栓、神经未见明确肿瘤组织侵犯，切缘均未见肿瘤组织累及）；淋巴结共计 10 个，未见肿瘤组织转移。术后随访 7 个月，一般情况良好。

1 激光碎石（1）

病例 慢性胰腺炎，胰管结石

■ 病史摘要

患者男，70 岁，因"上腹痛 1 月余"入院。

■ 辅助检查

入院前 CT：慢性胰腺炎可能，胰管扩张并考虑结石形成可能（图 1）；MRCP：胰管扩张，多发充盈缺损（图 2）；胃镜：十二指肠乳头饱满，上方见副乳头，开口处可见大量白色脓性液体流出，并见一枚白色结石嵌顿（图 3）；EUS：胰腺回声不均匀，胰管扩张，有扭曲，不规整，内见充满型强回声影，后方伴回声影（图 4），主胰管扩张，胰腺颈部主胰管直径 4.6mm，胆总管中下段均匀性增厚。

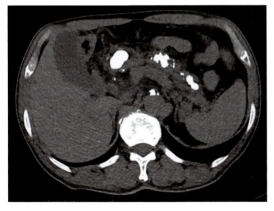

图 1　CT：胰管扩张并考虑结石形成可能

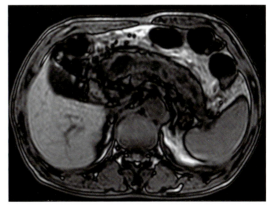

图 2　MRCP：胰管扩张，多发充盈缺损

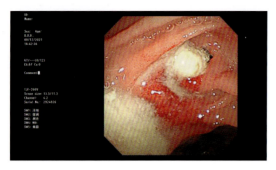

图3 胃镜：副乳头见脓液及结石嵌顿

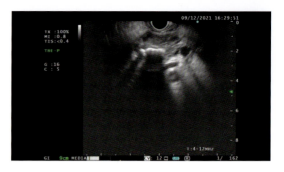

图4 EUS：胰管内见充满型强回声影，后方伴回声影

结果

ERCP 联合 eyeMAX 洞察成像系统检查

排除禁忌后行 ERCP：胰管扩张明显，其内见充满型多发充盈缺损影（图5）。循胰管导丝置入，取石球囊取石，取出少量白色结石，瘘口处结石无法取出。

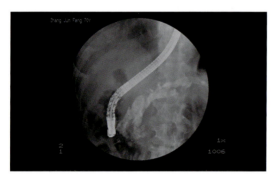

图5 ERCP：胰管扩张明显，其内见充满型多发充盈缺损影

eyeMAX 洞察成像系统所见

循导丝置入直接胰管镜，予以激光碎石(图6),取出部分胰管结石,结石主体仍取出困难,遂循导丝置入鼻胰管于主胰管,留置鼻胰管2日,摩擦结石后再次 ERCP,循胰管导丝置入取石球囊取石以及碎石网篮取石,取出较多成形胰管结石。再次置入直接胰管镜,直视下予激光碎石（图7）,再次取出较多结石,但无法取出全部结石（图8、图9）,循导丝置入单侧翼塑料支架。3个月后再次 ERCP,取石后直接胰管镜下激光碎石（图10）,取出较多结石（图11）。后续每4个月行 ERCP 逐步取石,1年后结石取净（图12）。

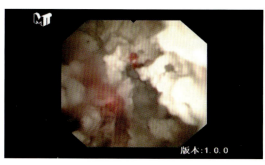

图 6　直接胰管镜下激光碎石（首次）

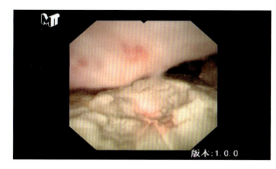

图 7　直接胰管镜下激光碎石（2 天后）

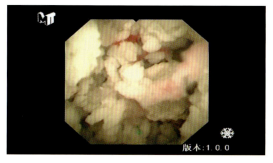

图 8　直接胰管镜下激光碎石（2 天后）

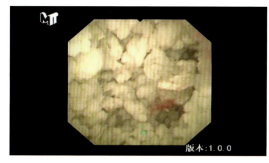

图 9　直接胰管镜下激光碎石（2 天后）

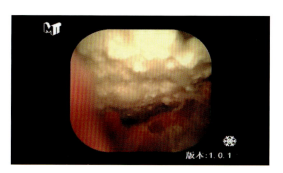

图 10　直接胰管镜下激光碎石（3 个月后）

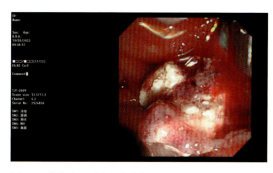

图 11　激光碎石后取出较多结石（3 个月后）

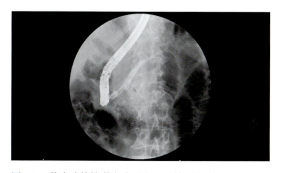

图 12　数次胰管镜激光碎石取石后结石取净

■ 诊断

慢性胰腺炎，胰管结石。

2 激光碎石（2）

病例 慢性胰腺炎，胰管结石

■ 病史摘要

　　患者男，50 岁，因"反复发作性上腹部疼痛 10 余年"入院。既往多次诊断"慢性胰腺炎急性发作"住院治疗，约每年 1 次，曾行 ERCP+ 胰管支架置入术，后胰管支架自行脱落，1 个月前患者腹痛再发。

■ 辅助检查

　　外院查全腹部 CT：胰头增大伴多发钙化、主胰管扩张。入院后行 EUS：胰腺形态尚规则，内部回声欠均匀，胰腺萎缩，胰体尾胰管扩张明显，最大直径约 0.9cm，胰头部胰管可见约 17.5mm 长狭窄段（图 1），近端胰管可见多个大小不等的强回声，后方伴有声影（图 2），分支胰管散在扩张，胰腺实质未见异常回声。

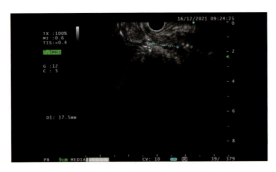

图 1　EUS：胰头部胰管可见约 17.5mm 长狭窄段

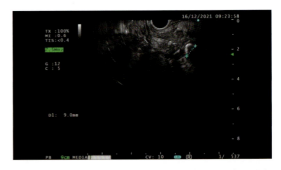

图 2　EUS：近端胰管可见多个大小不等的强回声，后方伴有声影

■ 结果

ERCP 联合 eyeMAX 洞察成像系统检查

排除禁忌后行 ERCP：近端胰管扩张明显，其内见多发充盈缺损影（图3），扩张胰管远端可见一狭窄，长约 1.8cm。置入柱状球囊于胰管狭窄处，逐级扩张至 9mm（图4）。

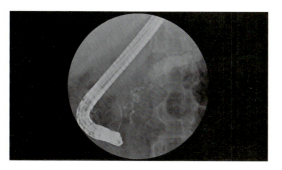

图3　ERCP：近端胰管扩张明显，其内见多发充盈缺损影

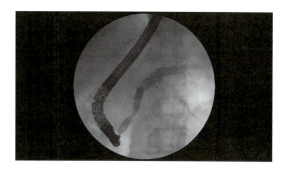

图4　胰管狭窄段扩张

eyeMAX 洞察成像系统所见

循导丝置入直接胰管镜，见胰管结石（图5），直视下予激光碎石（图6、图7），应用取石球囊和网篮取出较多结石，取石后再次置入经口胰管镜，主胰管内无明显结石（图8）。退出胰管镜后，循导丝置入 10Fr、7cm 胰管塑料支架。

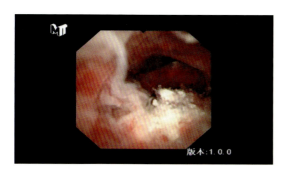

图5　直接胰管镜见胰管结石

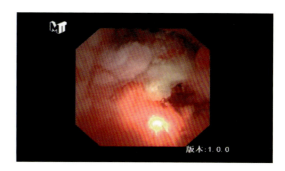

图6　直接胰管镜直视下激光碎石

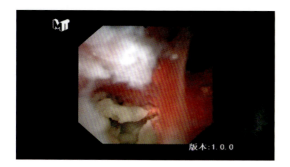

图7　直接胰管镜直视下激光碎石后

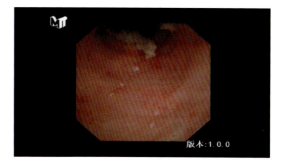

图8　球囊和网篮取石后

■ 诊断

慢性胰腺炎，胰管结石。

■ 后续治疗

患者于半年、一年半后再次入院行 ERCP 取石、更换支架，随访至今，一般情况良好。

3 射频消融（1）

扫码获取
配套视频

病例　主胰管型 IPMN

■ 病史摘要

患者女，68 岁，因"上腹隐痛 10 余天"入院。

■ 辅助检查

外院上腹部增强 CT：胰腺头部形态饱满，周围脂肪间隙稍混浊，胆总管及胰管扩张。

MRCP：胰头占位伴胆总管、胰管扩张。入院查糖类抗原 19-9 为 263.00U/mL。

胰腺增强 CT：胰管弥漫性扩张伴胰头部胰管内结节，考虑主胰管型 IPMN 可能，胰头肿胀，胰腺体尾部萎缩，胰周多发渗出（图 1）。

EUS：十二指肠乳头呈鱼口样改变，有胶冻样黏液流出（图 2），胰头可见一可疑低回声占位，边界不清晰，横截面大小约 15.7mm×14.4mm，弹性成像 3 ~ 4 分，超声造影提示病灶血管与周围组织类似（图 3）。主胰管全程扩张，内部透声差，可见多发壁结节，较显著者横截面大小约 9.6mm×6.5mm（图 4）。胰头主胰管直径约 10.2mm，胰颈主胰管直径约 13.4mm，胰尾主胰管直径约 13.5mm。胆总管末端纤细，管壁均匀性增厚，胆总管及肝内胆管无明显扩张。

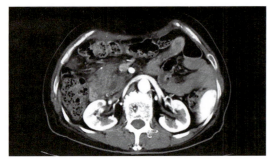

图1　胰腺增强 CT：胰管弥漫性扩张伴胰头部胰管内结节

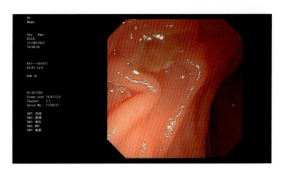

图2　胃镜：十二指肠乳头呈鱼口样改变，有胶冻样黏液流出

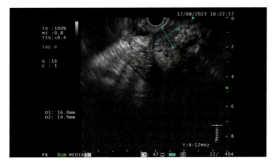

图3　EUS：胰头可见一可疑低回声占位

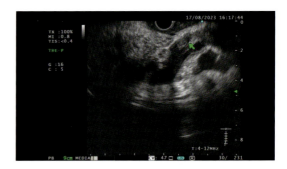

图4　EUS：主胰管全程扩张，可见壁结节

■ 结果

ERCP 联合 eyeMAX 洞察成像系统检查 + 射频消融

排除禁忌后行 ERCP，循导丝置入直接胰管镜：胰头颈主胰管内不规则鱼卵样及乳头样增生结节（图5~图8），胰腺体尾部主胰管管腔内未见明显新生物形成，副胰管内不规则鱼卵样及乳头样增生结节（图9）。直接胰管镜直视下活检（图10）。后置入射频消融导管，效果2，功率10W，在胰腺头颈部病灶射频消融80s，后循导丝置入胰管塑料支架。

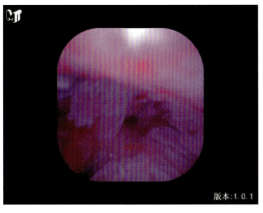

图5　胰头颈主胰管内不规则鱼卵样及乳头样增生结节

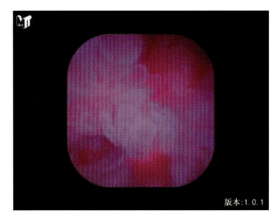

图6　胰头颈主胰管内不规则鱼卵样及乳头样增生结节

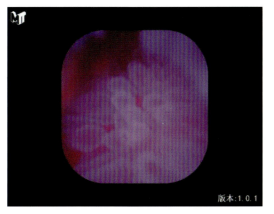

图7　胰头颈主胰管内不规则鱼卵样及乳头样增生结节

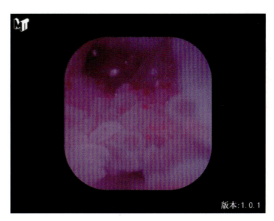

图8　胰头颈主胰管内不规则鱼卵样及乳头样增生结节

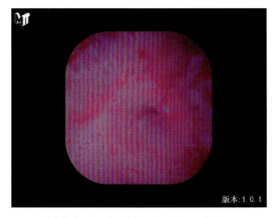

图9　副胰管内不规则鱼卵样及乳头样增生结节

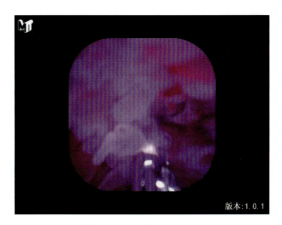

图10　直接胰管镜直视下活检

半年后患者入院，再次行 ERCP，循导丝置入直接胰管镜：胰头颈主胰管内不规则鱼卵样及乳头样增生结节（图 11），胰头部局部胰管壁发红、凹陷，质地稍僵硬（图 12）。直接胰管镜直视下活检，胰腺尾部主胰管无明显扩张（图 13）。退出胰管镜，留置导丝，循导丝置入射频消融导管，由颈体部主胰管至乳头口分段射频消融，功率 10W，效果 2，消融 90s。消融结束后退出消融导管，置入胰管镜观察，可见颈体部主胰管至乳头口全段黏膜发白、坏死（图 14 ～ 图 17）；后循导丝置入胰管塑料支架。

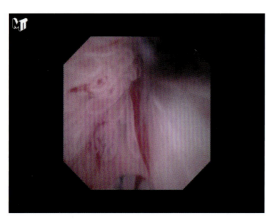

图 11 胰头颈主胰管内不规则鱼卵样及乳头样增生结节

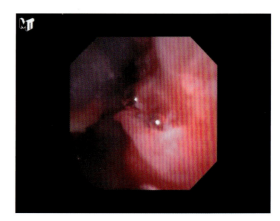

图 12 胰头部局部胰管壁发红、凹陷，质地稍僵硬

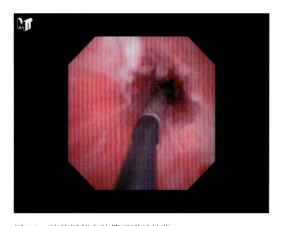

图 13 胰腺尾部主胰管无明显扩张

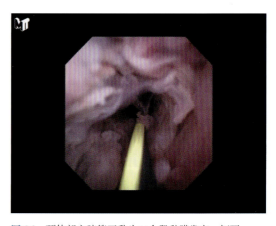

图 14 颈体部主胰管至乳头口全段黏膜发白、坏死

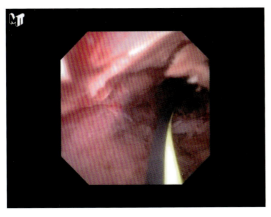

图 15　颈体部主胰管至乳头口全段黏膜发白、坏死

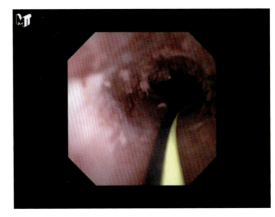

图 16　颈体部主胰管至乳头口全段黏膜发白、坏死

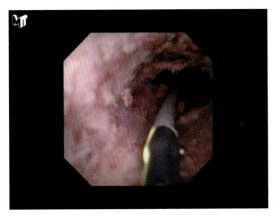

图 17　颈体部主胰管至乳头口全段黏膜发白、坏死

■ 病理结果

　　胰管壁：黏膜慢性炎症伴部分腺上皮增生，结合临床影像学考虑胰腺导管内乳头状瘤（IPMN）伴低度上皮内瘤变，活检局灶，请结合临床。

　　乳头：活动性慢性肠炎伴息肉样增生。

■ 诊断

　　主胰管型 IPMN。

4　射频消融（2）

病例　十二指肠乳头腺瘤切除术后瘢痕狭窄

■ 病史摘要

患者男，70 岁，因"上腹胀痛 2 年"入院。

■ 辅助检查

外院检查提示胆总管结石及十二指肠乳头病变，行 ERCP 胆总管取石术并行十二指肠乳头病变活检，病理示腺瘤样增生伴低级别上皮内瘤变。入院后行 EUS：十二指肠乳头病变（图 1），超声呈低回声改变，多普勒未见明显血流信号，横截面大小约 13.7mm×8.4mm（图 2），病变局限于黏膜层，病变累及胆总管末端，累及长度约 8.3mm（图 3）。排除禁忌后行十二指肠乳头腺瘤 EMR，术后留置胰管支架后封闭创面（图 4）。8 个月后患者腹痛再发，当地医院查胃镜提示十二指肠乳头新生物，腹部 CT 示胆总管下段小结节，考虑复发。入院后完善 EUS：胆总管下段可见两个类圆形高回声团块影，行 ERCP 取石后造影见胆总管下段近乳头开口处狭窄（图 5），以射频消融导管于胆管末端行射频治疗。2 年后患者腹痛再发，至我院完善 EUS：主胰管扩张，胰头部主胰管直径约 6.5mm，胰管狭窄，长度约 10.6mm（图 6），胰颈部主胰管直径约 5.9mm。胆管未见扩张。

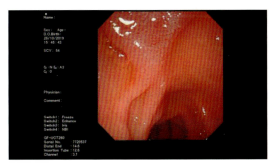

图 1　EUS：十二指肠乳头病变

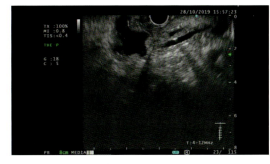

图 2　EUS：十二指肠乳头呈低回声改变

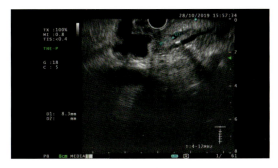

图 3　EUS：病变累及胆总管末端

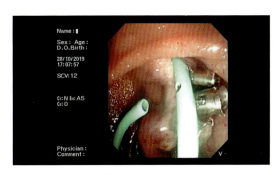

图 4　十二指肠乳头腺瘤 EMR 后

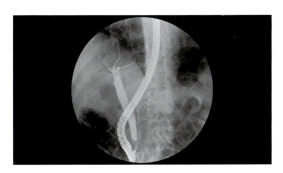

图 5　ERCP：胆总管下段近乳头开口处狭窄

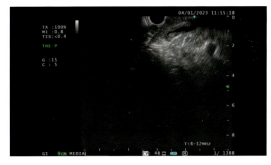

图 6　EUS：主胰管扩张，局部胰管狭窄

■ 结果

ERCP 联合 eyeMAX 洞察成像系统检查

排除禁忌后行 ERCP：胰头部胰管狭窄，狭窄段长约 1cm，胰腺体尾部胰管扩张，直径约 6mm（图 7）。

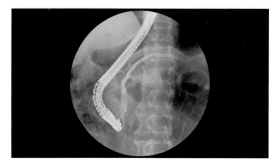

图 7　ERCP：胰头部胰管狭窄，胰腺体尾部胰管扩张

eyeMAX 洞察成像系统所见

胰胆管分别置入直接胰胆管镜，见胆管末端瘢痕样改变（图 8），胰头部胰管瘢痕样改变伴狭窄（图 9、图 10）。于胰头部胰管行刷片及活检，置入导管行射频消融后置入胆、胰管塑料支架。

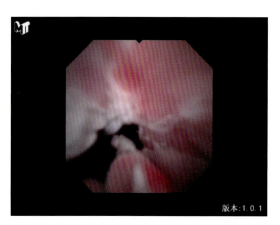

图 8　直接胆道镜：胆管末端瘢痕样改变

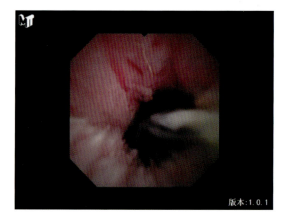

图 9　直接胰管镜：胰头部瘢痕样改变

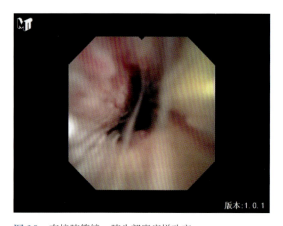

图 10　直接胰管镜：胰头部瘢痕样改变

病理结果

胰管下段：送检胰管黏膜提示慢性炎症，未见明确肿瘤组织学依据。

诊断

十二指肠乳头腺瘤切除术后瘢痕狭窄。

后续治疗

术后随访半年，一般情况良好。

治 疗

5 胰瘘封堵

病例 重症胰腺炎后假性囊肿，胰瘘

■ 病史摘要

　　患者男，32 岁，因"反复间断中上腹部疼痛 8 年余"入院，既往多次发作急性胰腺炎，3 年前于外院因胰腺假性囊肿行空肠吻合 + 胆囊切除术，术后反复高热，行胰腺囊肿穿刺引流术后胰瘘，后至我院多次行 ERP+ 胰管狭窄扩张术 + 胰管支架置入 + 胰管狭窄扩张 + 胰瘘组织胶封堵术，末次治疗前复查胰腺 CT：胰尾部片状低密度，大小 6cm（图 1）。遂行经皮腹腔脓肿引流术（图 2）。治疗 1 个月后复查胰腺 CT：胰尾部低密度较前明显吸收（图 3）。为进一步治疗再次入院。

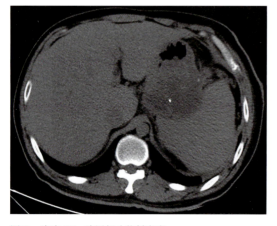

图 1　胰腺 CT：胰尾部片状低密度

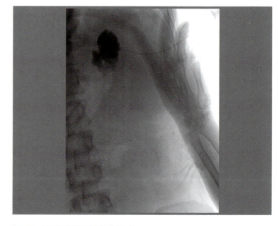

图 2　经皮腹腔脓肿引流术

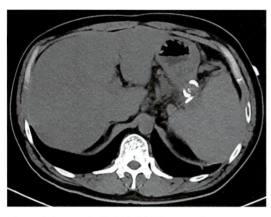

图 3 胰腺 CT：胰尾部低密度较前明显吸收

结果

ERCP 联合 eyeMAX 洞察成像系统检查

排除禁忌后行 ERP，经外引流管造影：胰管显影，胰体尾部见造影剂溢出囊腔。

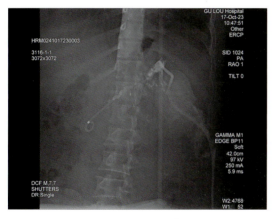

图 4 外引流管造影：胰管显影，胰体尾部见造影剂溢出囊腔

eyeMAX 洞察成像系统所见

十二指肠乳头插管后循导丝置入直接胰管镜：进入胰管见瘘口（图 5）。胰管镜直视下将导丝超选至窦道引出体外（图 6），拔除外引流管，然后经导丝经皮置入 4Fr 引流管，沿导丝经皮进入胰管（图 7）。X 线指导下将经皮 4F 引流管远离瘘口 2 ~ 3cm 处（图 8），胰管镜直视下，置入 6mm 弹簧圈后，边退镜边同时注射组织胶 1.5mL + 碘化油 1.5mL 混合液（图 9），后退出 Cobrab 蛇管。经胰管镜注入造影剂，未见明显造影剂外溢（图 10）。经乳头循胰管导丝置入鼻胰管。

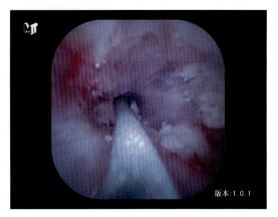

图 5 直接胰管镜：进入胰管见瘘口

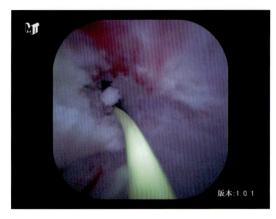

图 6 胰管镜直视下将导丝超选至窦道引出体外

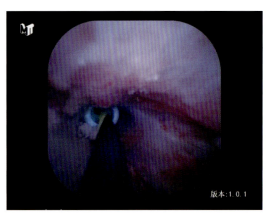

图 7 经皮置入 4Fr 引流管至瘘口

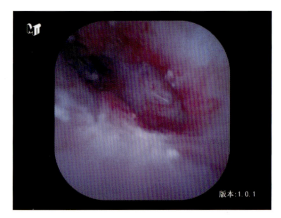

图 8 引流管回退后暴露瘘口

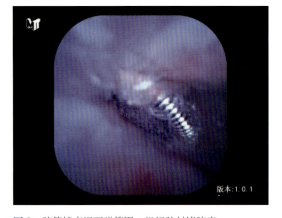

图 9 胰管镜直视下弹簧圈 + 组织胶封堵胰瘘

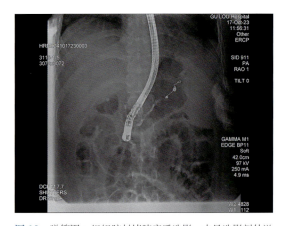

图 10 弹簧圈 + 组织胶封堵胰瘘后造影，未见造影剂外溢

■ 诊断

重症胰腺炎后假性囊肿，胰瘘。

■ 后续治疗

腹腔引流液逐步减少转为黄色稍混浊液体，引流液查淀粉酶明显升高，考虑胰瘘内镜下治疗手术难度大，效果不够理想，与患者沟通后至外科继续治疗，排除禁忌后行胰尾切除术、全脾切除术、小肠部分切除术、腹腔粘连松解术、腹腔冲洗引流术，术中见胃后壁－胰尾－脾门致密粘连，分离示脓肿形成，范围约 8cm×8cm，脓腔内见致密组织胶、弹簧圈及引流管，余胰腺质地硬。

■ 术后病理

胰体尾联合脾脏切除标本：胰腺组织示部分区纤维囊壁样结构形成，囊壁内可见多量急性炎症细胞浸润，胰腺实质内可见散在小脓肿灶形成，结合临床可符合胰周脓肿改变。脾脏组织内见坏死、纤维化及含铁血质沉积，局部脾脏被膜增厚。

小肠切除标本：小肠组织示慢性肠炎伴浅表糜烂，肠壁间质水肿伴血管扩张充血。术后随访 2 个月，一般情况良好。

6 胰管支架拔除

病例 胰管支架移位

■ 病史摘要

患者女，43岁，因"上腹部隐痛11个月"入院。外院胃镜：十二指肠降部隆起。患者期初未重视，半年后至我科门诊复查EUS：十二指肠乳头增大，表面颗粒样隆起，NBI下腺管结构增宽(图1)。病变呈低回声改变，内部回声均匀，黏膜下层完整，弹性成像3～4分，横断面大小约14.9mm×14.7mm（图2），胆管末端直径约5.7mm，胆总管末端可疑低回声结节影，横截面大小约7.3mm×5.3mm（图3）。排除禁忌后行乳头腺瘤EMR术，创面见胆管末端软组织（图4）。予球囊拖出、圈套切除后见胰管末端软组织（图5），圈套切除后予以射频消融（效果2，功率10W，消融30s），分别消融胰胆管末端，循胰管导丝置入胆、胰管塑料支架后封闭创面。术后3个月再次入院行ERCP，见胆总管多发结石伴扩张，主胰管轻度扩张（图6），取石后置入胆、胰管塑料支架。半年后患者复诊，查胰腺增强CT：胰管支架移位至胰管内（图7）。

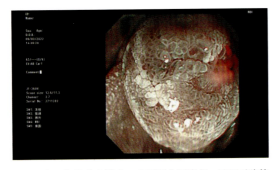

图1 十二指肠乳头增大，表面颗粒样隆起，NBI下腺管结构增宽

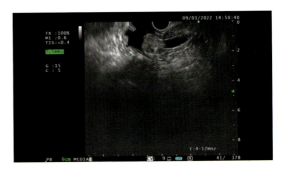

图2 EUS：十二指肠乳头低回声改变

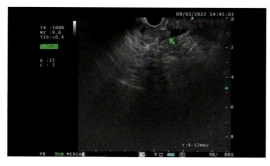

图 3 EUS：胆总管末端可疑低回声结节影

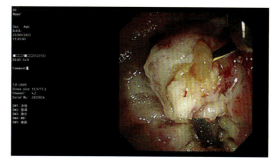

图 4 乳头腺瘤 EMR 术后创面见胆管末端软组织

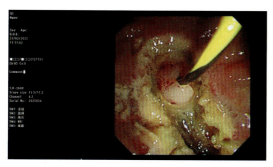

图 5 乳头腺瘤 EMR 术后创面见胰管末端软组织

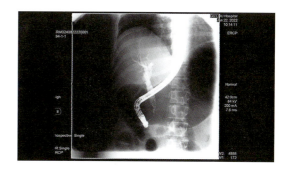

图 6 ERCP：胆总管多发结石伴扩张

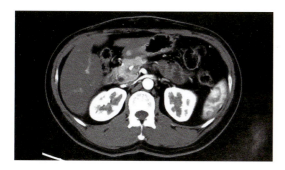

图 7 CT：胰管支架近端位于胰管内

■ 结果

ERCP 联合 eyeMAX 洞察成像系统检查

排除禁忌后行 ERCP：见十二指肠乳头处黏膜增生改变，未见复发表现，胆管支架已脱落，胰管支架移位至主胰管内（图8），造影主胰管显影，主胰管末端狭窄，胰体尾部扩张，置入三级扩张球囊，扩张主胰管狭窄至 8mm（图9）。

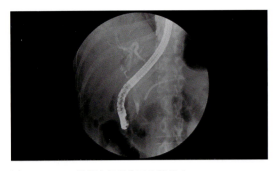

图8　ERCP：胰管支架移位至主胰管内

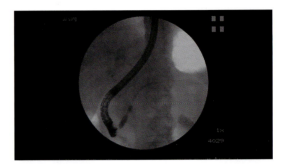

图9　主胰管末端狭窄，予球囊扩张

eyeMAX 洞察成像系统所见

循主胰管置入直接胰管镜，可见支架移位（图10），在胰管镜直视下置入超细网篮，套住移位的胰管支架后至乳头口（图11），用圈套器拔除胰管支架（图12、图13）。选择性插管胆总管置入塑料支架，选择性插管主胰管置入塑料支架。

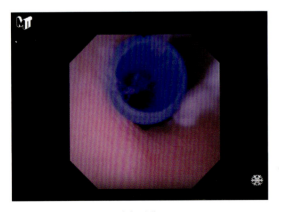

图10　直接胰管镜下见支架移位

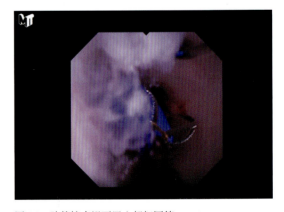

图11　胰管镜直视下置入超细网篮

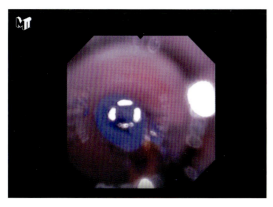

图 12 圈套后取出胰管支架

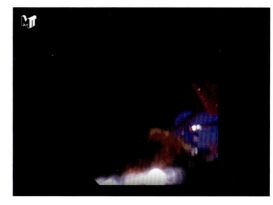

图 13 取出胰管支架至乳头口

■ 诊断

胰管支架移位。

■ 后续治疗

随访半年，一般情况良好。

IPMN 的胰管镜诊治

　　胰腺导管内乳头状瘤（Intraductal Papillary Mucinous Neoplasm, IPMN）是一种常见的胰腺癌前病变，可以分为主胰管型 IPMN（MD-IMPN）、分支胰管型 IPMN（BD-IMPN）及混合型 IPMN（MIX-IPMN）。由于其临床表现多样，部分患者可能无明显症状，仅在体检时偶然发现，MRCP、超声内镜对于 IPMN 的诊断具有较高的价值，但是对于比较早期的 IPMN，在 CT、MRCP、EUS 上仅表现为主胰管扩张，诊断和后续的治疗就存在挑战。

　　胰管镜作为一种新型的诊断工具，它的出现为 IPMN 的诊断带来了新的突破。胰管镜检查用于精准判断 IPMN 病灶的范围，有助于确定外科手术范围，一方面可以减少因手术范围太大造成的不必要的胰腺内外分泌功能缺失等相关术后并发症的发生，另一方面亦可避免因手术范围太小导致的疾病复发或恶变等情况。胰管镜下观察 IPMN 的形态，若发现伴血管像的鱼卵样隆起性病变、绒毛状隆起性病变及植物型隆起性病变则考虑与恶性相关。一项 Meta 分析表明，经口胰管镜视觉诊断 IPMN 良恶性的敏感度、特异度和准确度分别为 64%~100%、75%~100% 和 87.5%~100%，直视下精准活检可提高疾病检出的准确性。

　　对于不能接受外科手术的老年 IPMN 患者，经口胰管镜下射频消融是一种公认的、微创的、有效的治疗局灶性癌前病变和恶性疾病的方法。本中心一例高龄复发性急性胰腺炎患者，经 EUS 检查考虑为 MIX-IPMN，经直接胰管镜观察、主胰管病灶活检确诊为 IPMN 伴不典型增生，病灶在胰头，符合外科手术指征，但考虑到患者高龄难以耐受外科手术且患者拒绝外科手术，因此选择胰管管腔内射频消融姑息性治疗，术后随访 20 个月内再次行 3 次胰管内射频消融，患者未再发急性胰腺炎，且病灶较前未进展。有病例报告了一位不明原因复发性急性胰腺炎患者，经常规 ERCP 放置支架治疗效果不佳，胰管镜检查发现胰腺颈部 BD-IPMN 明确病因，同时行胰管镜下钬激光消融及胰管支架置入治疗，激光消融病灶解除了因黏蛋白产生所致的胰管梗阻，有效预防了复发性急性胰腺炎发作。经口胰管镜也可用于特殊情况下的支架引流。有病例报道反复发作急性胰腺炎的 BD-IPMN 患者，不愿意接受外科手术治疗，经口胰管镜发现胰腺体尾部胰液清澈、胰头部囊性病变处胰液充满黏液，在置入胰管支架引流后，随访 2 年未再发作急性胰腺炎。

不可忽视的是，胰管镜检查也存在着一定的局限性。首先，胰管镜检查属于侵入性操作，存在一定的术后并发症风险，如出血、感染、胰腺炎等，发生率约为 10%，严重程度大多数为轻度。其次，胰管镜的精细操作对临床医生的技术水平要求较高，需由经验丰富的内镜医生进行操作。此外，胰管镜的检查费用相对较高，也限制了其在临床上的推广应用。

随着现代技术的不断进步，我们有理由相信胰管镜检查的操作安全性及诊断有效性将不断提高，其在临床上的应用也将越来越广泛。在不久的未来，胰管镜将成为诊断和治疗 IPMN 的重要手段之一，为患者的早期诊断和治疗提供有力的依据，但目前仍需要进一步高质量的临床研究。

参考文献

[1] Trindade, A.J., et al., Digital pancreatoscopy in the evaluation of main duct intraductal papillary mucinous neoplasm: a multicenter study. Endoscopy, 2018. 50(11): p. 1095-1098.

[2] Attwell, A.R., et al., Endoscopic retrograde cholangiopancreatography with per oral pancreatoscopy for calcific chronic pancreatitis using endoscope and catheter-based pancreatoscopes: a 10-year single-center experience. Pancreas, 2014. 43(2): p. 268-274.

[3] 李豪君，汤蓓，刘风，等，直接胰管镜下活检及胰管内射频消融诊治混合型胰腺导管内乳头状黏液瘤 1 例（含视频）[J]. 中华消化内镜杂志 . 2024, 41(1): 68-70.

[4] Mittal, C. and R.J. Shah, Pancreatoscopy-guided laser dissection and ablation for treatment of benign and neoplastic pancreatic disorders: an initial report (with videos). Gastrointest Endosc, 2019. 89(2): p. 384-389.

[5] Zhao, S., et al., Spyglass-guided pancreatic stent placement for intraductal papillary mucinous neoplasm with recurrent pancreatitis. Dig Liver Dis, 2018. 50(5): p. 513.

第3章

胆囊疾病

诊　断

1 胆固醇结石

病例 胆囊结石（胆固醇性）

■ 病史摘要

患者女，32 岁，因"剑突下疼痛伴尿黄 2 天"入院。

■ 辅助检查

完善 MRCP：胆囊结石，胆囊炎，胆总管结石；肝右叶微小囊肿（图 1、图 2）。

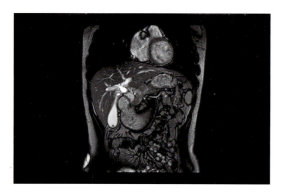
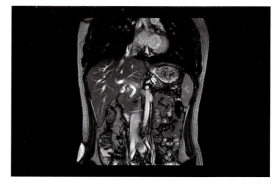

图 1　MRCP 见胆囊体积稍增大，胆囊壁增厚，胆囊内结节状充盈缺损，直径约 0.6cm

图 2　MRCP 见胆总管内结节样充盈缺损，直径约 0.5cm；肝内外胆管未见明显扩张

■ 结果

ERCP 联合 eyeMAX 洞察成像系统检查

排除禁忌后行 ERCP：X 线下见胆总管下段充盈缺损，取石后导丝超选胆囊管（图3、图4）。

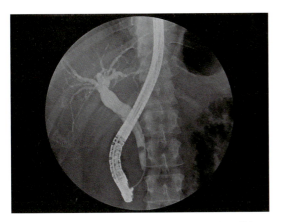

图 3　ERCP 术中造影，X 线下见胆总管下段充盈缺损，大小约 0.6cm，胆总管稍扩张，未见胆囊管显影

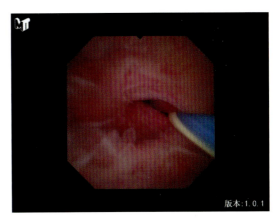

图 4　胆道镜下导丝直接超选胆囊管，胆囊管开口处黏膜增生明显

eyeMAX 洞察成像系统所见

导丝成功进入胆囊后，循导丝置入胆道镜，于胆囊内进行观察，可见胆囊底部一胆固醇样结石，大小约 0.6cm，局部可见胆固醇结晶，胆囊结石旁黏膜呈卵样增生改变（图5、图6）。胆道镜观察后，留置胆囊内导丝，循导丝置入一个直径7Fr、长度10cm双猪尾塑料支架（图7）。

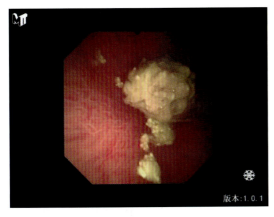

图 5　胆道镜下可见胆囊底部一胆固醇样结石

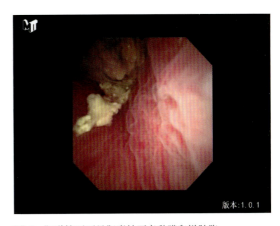

图 6　胆道镜下可见胆囊结石旁黏膜卵样肿胀

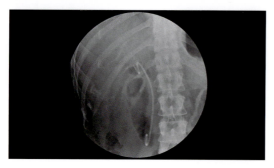

图 7 ERCP 术毕，于胆囊内置入一个直径 7Fr、长度 10cm 双猪尾塑料支架

■ 诊断

胆囊结石（胆固醇性）。

■ 后续治疗

患者出院后长期服用熊去氧胆酸胶囊，3 个月后复查腹部彩超，见胆囊结石较前明显缩小。

2 胆色素结石

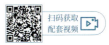
扫码获取
配套视频

病例 胆囊结石（胆色素性）

■ 病史摘要

患者男，88 岁，因"发热、呕吐半天"入院，急诊查胸部 CT 可见：胆囊炎，胆囊、胆总管结石，肝内外胆管扩张（图 1）。ERCP 术中 X 线片示，胆总管扩张约 1.2cm，其内可见数个充盈缺损，所示充盈缺损影可移动，胆囊管显影，其内可见一充盈缺损（图 2）。

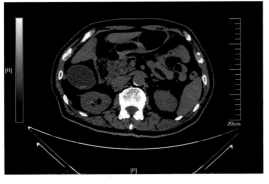

图 1　CT 见胆囊体积增大，胆囊壁增厚，囊内见多发结节状高密度影，胆总管远端见两个结节状高密度影，长径约 5mm，其上肝内外胆管扩张

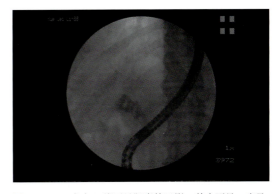

图 2　ERCP 术中 X 线下见胆囊管显影，其内可见一充盈缺损

■ 结果

eyeMAX 洞察成像系统所见

后导丝超选至胆囊内，循导丝置入经口胆道镜观察，可见胆囊内多发结石，结石表面

呈黑褐色，局部黏膜充血明显，胆囊管见一个结石；以取石气囊取出胆囊管及胆总管结石。后留置导丝于胆囊内（图3～图5），循导丝置入猪尾式鼻胆引流管。

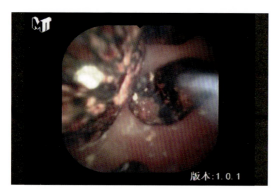

图3 胆道镜下见胆囊内多个结石

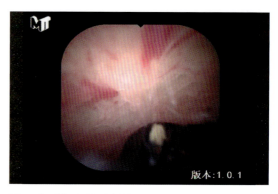

图4 胆道镜下见胆囊管结石

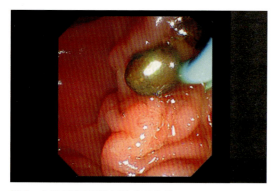

图5 内镜下胆囊管结石取出后表现

■ 诊断

胆囊结石（胆色素性）。

■ 后续治疗

患者因高龄未行胆囊切除手术，出院后常规随访，未见胆管炎、胆囊炎复发。

3 萎缩性胆囊炎

诊　断

病例　胆囊影直径偏小，胆总管末端、胆囊管良性狭窄

■ 病史摘要

患者男，66岁，因"间断腹痛1月余，伴眼黄尿黄20天"入院。

■ 结果

肝功能检查：TB 97.6μmol/L，DB 69.0μmol/L，ALT 391U/L，AST 237U/L，AKP 324U/L，GGT 607U/L。

腹部增强CT：胆囊炎，胆总管下段管壁稍增厚强化伴以上胆管及肝内部分胆管稍增宽（图1）。

MRCP：胆总管下段壁稍增厚伴腔内信号稍欠均匀，胆总管、肝门部胆管及部分肝内胆管稍扩张；胆囊狭长伴囊壁增厚（考虑慢性胆囊炎可能）（图2）。

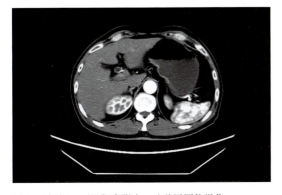

图1　增强CT可见胆囊影小，壁稍增厚伴强化

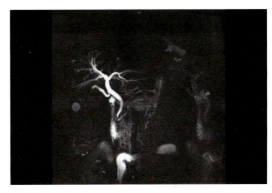

图2　MRCP胆囊狭长，壁稍增厚毛糙，胆囊腔内未见明显充盈缺损

结果

ERCP 联合 eyeMAX 洞察成像系统检查

排除禁忌后行 ERCP：X 线下见胆总管下段狭窄。循导丝置入胆道镜观察胆管下段狭窄，可见黏膜增生伴纤维化改变（图 3 ~ 图 7）。

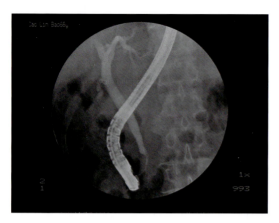

图 3　ERCP 术中 X 线下见胆总管末端狭窄，长度约 1.0cm。近端肝内外胆管稍扩张，胆囊管显影

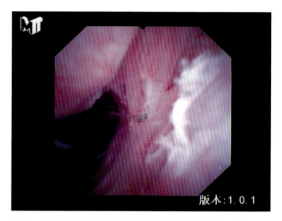

图 4　胆道镜下见胆总管末端黏膜增生伴纤维化改变，未见明显肿瘤性特征改变

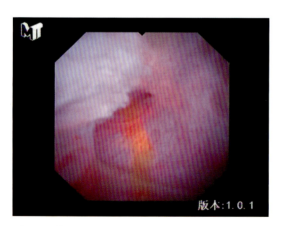

图 5　胆道镜下可见胆囊管开口处黏膜稍增生

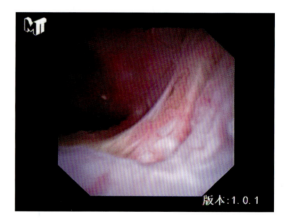

图 6　胆道镜下见胆囊空间缩小，黏膜萎缩，局部纤维化改变

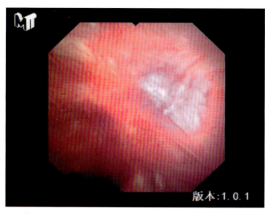

图 7 胆道镜下见胆囊黏膜萎缩，局部纤维化改变

病理结果

胆管活检：送检黏膜组织提示慢性炎症伴间质纤维组织增生，未见明确肿瘤依据。

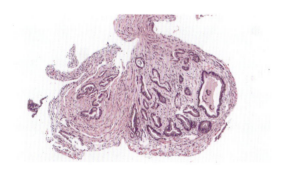

诊断

胆囊萎缩，胆总管末端、胆囊管良性狭窄。

后续治疗

患者胆道镜下活检病理提示慢性炎症伴间质纤维组织增生，未见明确肿瘤依据，后续患者随访至今。

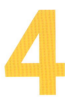

4 胆囊管狭窄

病例 **胆总管结石，胆囊结石**

■ 病史摘要

患者男，37 岁，因"反复右上腹痛 5 年，加重 8 天"入院。

■ 辅助检查

外院上腹部磁共振平扫 +MRCP：胆囊多发结石，胆囊炎，胆总管下端结石。

■ 结果

ERCP 联合 eyeMAX 洞察成像系统检查

排除禁忌后行 ERCP：X 线下见胆总管下端一约 0.5cm 的结石，另可见胆囊管显影(图 1)。胆管结石取石后进一步导丝超选进入胆囊管，反复尝试无法进入胆囊，造影可见胆囊管内一囊性扩张，远端狭窄，反复尝试后进入胆囊内造影（ 图 2 ）。

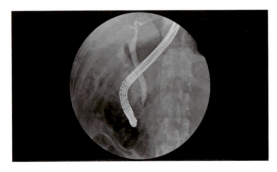

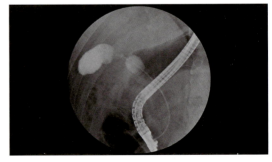

图 1　ERCP 术中 X 线下胆总管下端充盈缺损，大小约 0.5cm

图 2　ERCP 术中 X 线下胆囊显影，可见散在充盈缺损，胆囊管局部囊性扩张

eyeMAX 洞察成像系统所见

留置导丝，置入 7Fr 胆道镜可见胆囊管内囊性扩张处，远端胆囊管狭窄，局部新生物形成（图 3～图 5），胆道镜进入胆囊后见黏膜稍充血，腔内可见多个结石（图 6、图 7）。退出胆道镜后，留置导丝于胆囊内，循导丝置入细胞刷于胆囊管狭窄处刷检，退出细胞刷后，循导丝于胆囊内置入 7Fr、10cm 双猪尾塑料支架（图 8）。

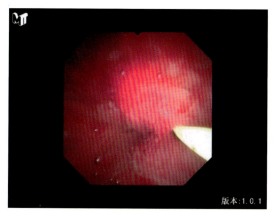

图 3　胆道镜下胆囊管狭窄，局部黏膜隆起明显，充血水肿

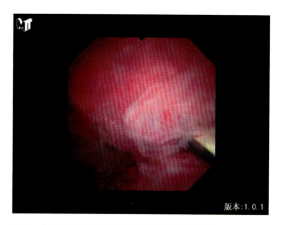

图 4　胆道镜下胆囊管狭窄处黏膜血管稍增粗

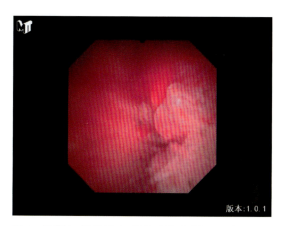

图 5　胆道镜下拔除导丝可见胆囊管黏膜偏心性隆起增生

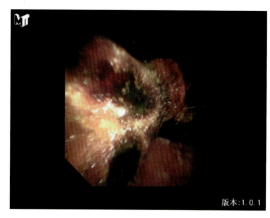

图 6　胆道镜下胆囊内结石影像

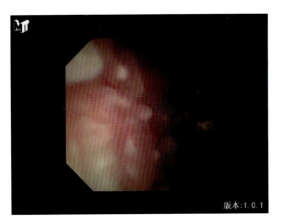

图7　胆道镜下胆囊黏膜局部呈颗粒样改变

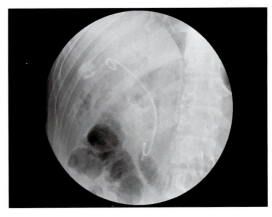

图8　术毕于胆囊内置入一直径 7Fr、长度 10cm 双猪尾塑料支架，用于胆囊引流

诊断

胆总管结石，胆囊结石。

后续治疗

术后，胆囊管细胞刷片结果未见恶性肿瘤细胞（图9）。患者于 1 个月后外科行胆囊切除术，术前 MRCP 示：①胆囊多发结石，胆囊炎；②肝脏多发囊肿（图10）。术后病理：符合黄色肉芽肿性胆囊炎，胆囊结石。

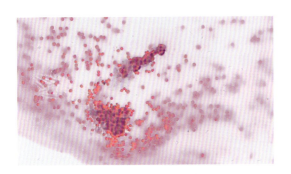

图9　胆囊管细胞刷片结果未见恶性肿瘤细胞

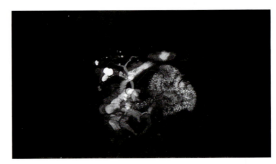

图10　MRCP 可见胆囊管处囊性扩张

诊　断

5 胆囊恶性肿瘤

扫码获取
配套视频

病例　胆囊恶性肿瘤

■ 病史摘要

患者，男，58 岁，因"体检时胸部 CT 发现肺多发结节"入院。

■ 辅助检查

完善 PET/CT：①左肺下叶占位，两肺结节，葡萄糖代谢增高，考虑左肺癌伴肺内转移可能性大，建议明确病理，左侧气胸；②胆囊占位，葡萄糖代谢增高，考虑胆囊恶性病变可能性大，请结合病理学检查。左肺占位经穿刺活检提示：非小细胞癌，结合免疫组化及临床病史考虑转移性腺癌，胆管系统可能性大。因患者既往多次胆管感染发作史，经 MDT 讨论决定行胆管引流后化疗。术前增强 CT 可见胆囊占位（图 1）。

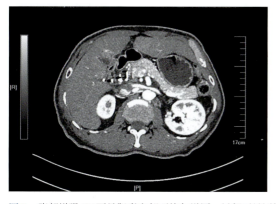

图 1　腹部增强 CT 可见胆囊底部不均匀增厚，局部可见团块影，增强后可见强化

结果

ERCP 联合 eyeMAX 洞察成像系统检查

ERCP 术中造影可见胆总管扩张，最大直径约 1.5cm，下端稍狭窄，胆囊管和胆囊显影（图 2）。

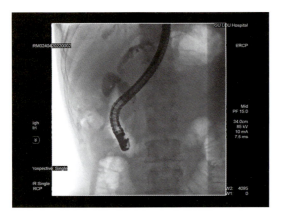

图2 ERCP 术后 X 线下见胆总管下段稍狭窄，胆囊管和胆囊显影

eyeMAX 洞察成像系统所见

X 线下导丝超选胆囊，循导丝置入经口胆道镜顺利进入胆囊，见胆囊内不规则隆起，直视下活检 2 块送病理。术后病理示胆囊黏膜腺体结节状增生，见图 3～图 5。

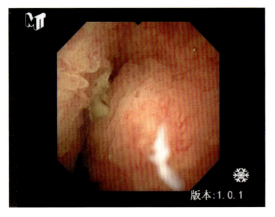

图3 胆道镜于胆囊底部可见一隆起性病变，表面呈绒毛样增生

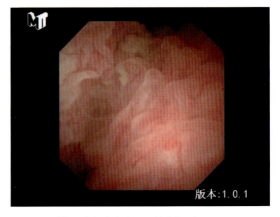

图4 胆道镜下隆起病变表面血管尚规则

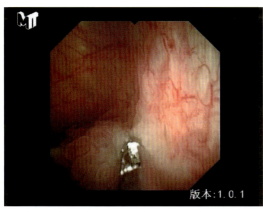

图 5 胆道镜直视下超细活检钳于病变处活检

■ 诊断

胆囊恶性肿瘤。

■ 后续治疗

患者胆道镜下活检病理未见明显肿瘤证据，因前期其他影像和转移灶病理明确，于肿瘤科进行化疗，1 年半以后因胆囊癌周边浸润十二指肠形成巨大溃疡，反复出血后死亡。

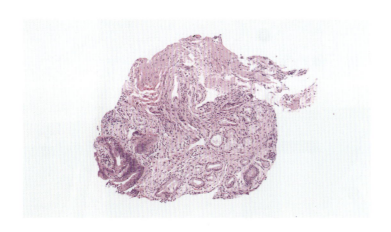

诊　断

6 胆囊神经内分泌癌

（引用 endoscopy 病例报道）

发表于 Endoscopy. 2023 Dec;55(S 01)，页码 E829-E830
全文：https://www.thieme-connect.com/products/ejournals/abstract/10.1055/a-2098-1350

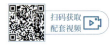

扫码获取
配套视频

病例 胆囊恶性占位

■ 病史摘要

　　患者男，89 岁，因"体检发现胆囊占位 1 周"入院，既往有高血压病、腰椎间盘突出、前列腺增生病史。

■ 辅助检查

　　入院后查肝功能和消化道肿瘤标志物均正常，腹部平扫 + 增强 CT 示：胆囊壁增厚伴强化，胆囊窝渗出，胆总管扩张伴下段管壁增厚（图 1）。无痛超声胃镜见胆囊颈部低回声病变，直径约 29.4mm（图 2）。

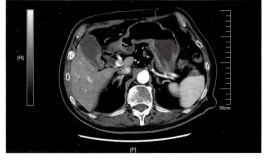

图 1　增强 CT 可见胆囊体积增大，胆囊壁不均匀增厚，增强后可见明显强化，胆总管扩张，下端管壁增厚伴强化，管腔狭窄，胆总管扩张

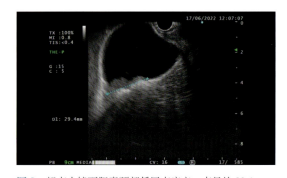

图 2　超声内镜下胆囊颈部低回声病变，直径约 29.4mm

结果

ERCP 联合 eyeMAX 洞察成像系统检查

ERCP 术中 X 线下见胆总管不扩张，胆囊管显影（图 3）。X 线下导丝超选进入胆囊，冲洗后，循导丝置入经口胆道镜，见胆囊底部一新生物，表面呈乳头样增生，局部可见粗大血管（图 4 ~ 图 7）。留置导丝于胆囊内，循导丝置入直式鼻胆管。

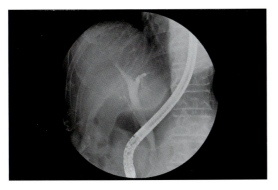

图 3　ERCP 术中 X 线见胆总管扩张不明显，胆囊管显影

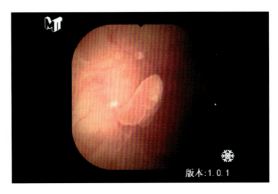

图 4　胆道镜下见胆囊底部一处黏膜增生

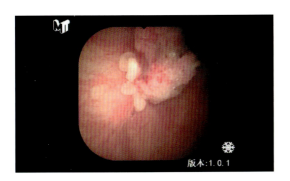

图 5　胆道镜下见胆囊壁上一隆起性病变，表面充血

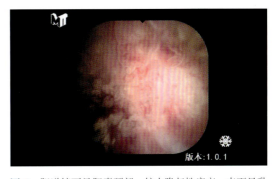

图 6　胆道镜下见胆囊颈部一较大隆起性病变，表面呈乳头样增生，局部黏膜坏死

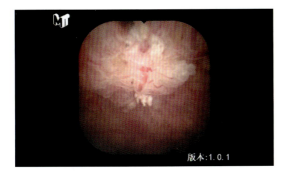

图 7　胆道镜下见胆囊颈部病变边缘，局部可见粗大血管

■ 诊断

胆囊恶性占位。

■ 后续治疗

患者胆道镜下见病变范围相对局限，考虑患者高龄，与家属沟通后行腹腔镜下胆囊切除手术，术后病理提示胆囊小细胞性神经内分泌癌。未再进行进一步治疗，随访至今患者仍健在，见图8。

胆囊管切缘：黏膜组织慢性炎，未见癌组织累及。

胆囊：结合免疫组化结果，符合小细胞性神经内分泌癌，肿块大小 3.2cm×2.5cm×0.9cm，肿瘤组织穿透胆囊壁肌层达周围脂肪组织。脉管内见癌栓，神经见癌组织侵犯。周围黏膜腺上皮局限性原位癌变。环周切缘未见癌组织残留。

免疫组化：两个蜡块肿瘤细胞表达 Syn（灶＋），CgA（－），CD56（＋＋）；一个蜡块肿瘤细胞表达 CK（＋），CD45（－），p40（－），Ki-67（95%＋），CK8/18（弱＋），CK7（部分＋），SSTR2a（－），TTF-1（－），p53（＋＋＋）。

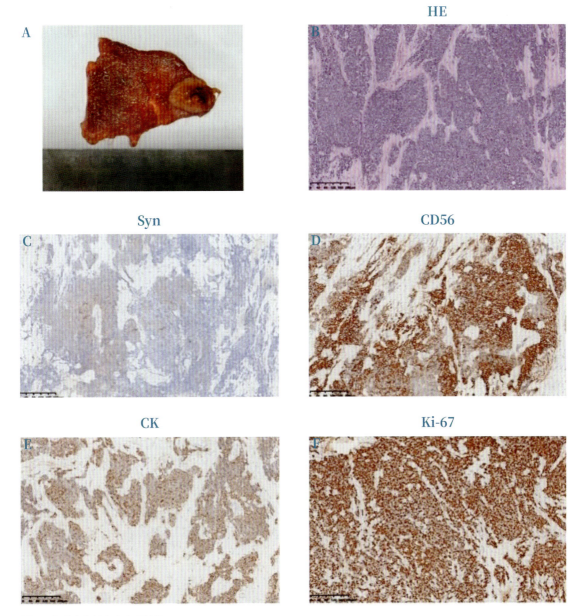

HE

Syn

CD56

CK

Ki-67

图8　术后大体标本和病理结果

1 ERCP 途径保胆取石

病例 ERCP 途径保胆取石

■ 病史摘要

患者男，59 岁，因"发作性上腹痛 1 周余"入院。

■ 辅助检查

完善 MRCP：胆囊结石，胆囊炎，胆总管结石。（图 1、图 2），EUS 提示胆总管结石、胆囊多发结石伴胆囊炎（图 3）。

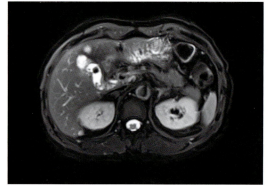

图 1　MRCP 示胆囊内多发结节状充盈缺损，胆囊壁稍增厚

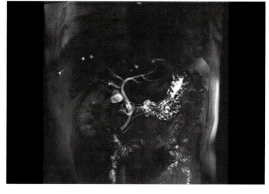

图 2　MRCP 见胆总管下段一充盈缺损，大小约 0.6cm，胆囊内多发充盈缺损

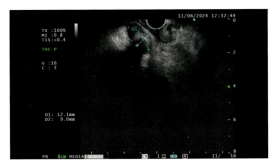

图3 术前超声内镜示胆囊内可见多发高回声，后方可见声影，最大横断面大小为1.21cm×0.90cm，胆囊壁增厚

结果

ERCP 联合 eyeMAX 洞察成像系统检查

排除禁忌后行 ERCP：

X 线下见胆总管下段充盈缺损，取石后经口胆道镜循胆囊管进入胆囊腔内（图 4、图 5），经口胆道镜下可见胆囊黏膜尚光滑，胆囊内多发结石（图 6、图 7）。后留置导丝于胆囊内，循导丝置入一直径 10mm、长 11cm 胆管金属覆膜支架，支架一端位于胆囊颈部，另一端位于乳头口（图 8、图 9）。

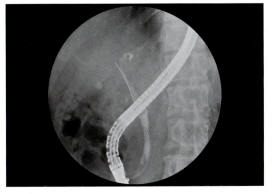

图4 ERCP 术中造影可见胆总管下段充盈缺损，大小约0.6cm

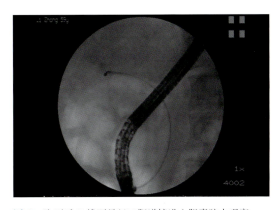

图5 取石后 X 线下见经口胆道镜进入胆囊腔内观察

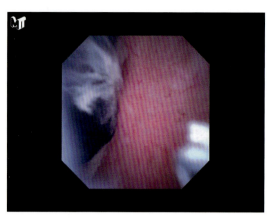

图 6　经口胆道镜下可见胆囊结石旁黏膜尚光滑，未见明显充血水肿或糜烂

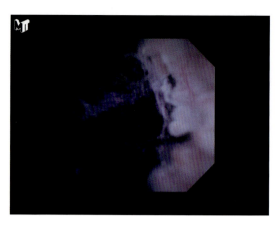

图 7　经口胆道镜下可见胆囊内胆色素结石（黑色）

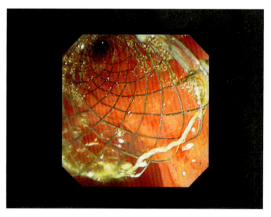

图 8　十二指肠镜下见胆管金属支架位于乳头处开口

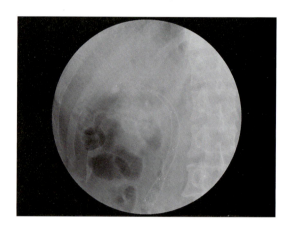

图 9　胆管金属支架释放后，于 X 线下见一端位于胆囊腔内，另一端位于十二指肠腔内，胆囊管处支架未充分展开

eyeMAX 洞察成像系统所见

胆囊内胆管金属支架置入术后 48h，再次行 ERCP 手术，内镜下见支架内大量胆泥附着（图 10），X 线下见金属支架位于胆囊管区域已展开（图 11）。经口胆道镜循金属支架进入胆囊内，见胆囊内结石直径大于金属支架直径（图 12），遂循胆道镜孔道置入钬激光光纤，于直视下行激光碎石（图 13）。碎石后，在十二指肠孔道置入普通取石网篮，于金属支架通道内套取胆囊内碎石（图 14、图 15）。后因部分较小结石无法套取，遂置入经口胆道镜，应用胆道镜下专用取石网篮套取碎石，随镜取出（图 16）。取石后造影，见胆囊内充盈缺损消失，遂拔除胆管金属支架，于胆囊内置入 7Fr、10cm 双猪尾塑料支架（图 17 ～ 图 19）。

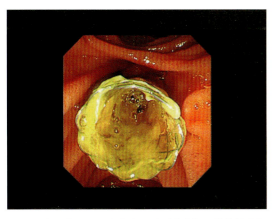

图 10　十二指肠下见胆囊内金属覆膜支架口附着较多胆泥

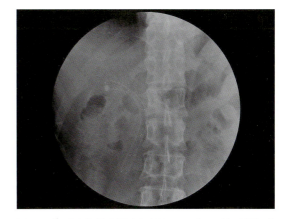

图 11　胆囊内胆管金属支架置入 48h 后，X 线下见胆囊管处支架较前充分展开

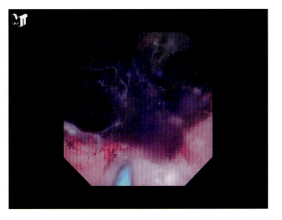

图 12　循胆管金属支架置入经口胆道镜，可见镜下较大胆囊结石

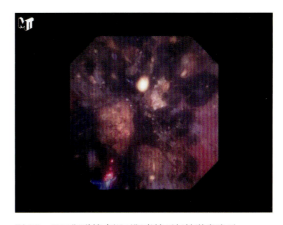

图 13　经口胆道镜直视下胆囊结石行钬激光碎石

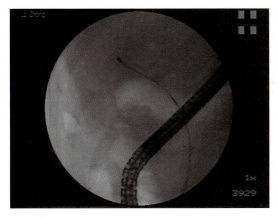

图 14　X 线下见取石网篮于胆囊内套取碎石

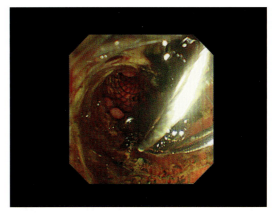

图 15　内镜下见取石网篮通过胆管金属支架取出胆囊内碎石

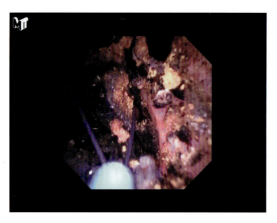

图 16　经口胆道镜直视下置入胆道镜专用取石网篮套取碎石

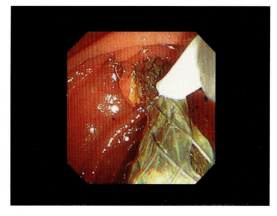

图 17　十二指肠镜下应用圈套器拔除胆囊内胆管金属覆膜支架

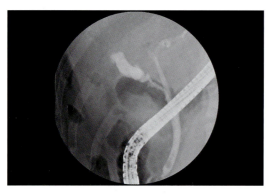

图 18　取石后胆囊内造影未见充盈缺损

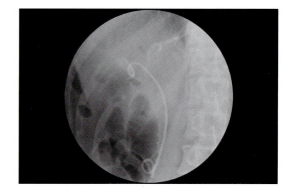

图 19　术毕于胆囊内置入一直径 7Fr、长度 10cm 双猪尾塑料支架，用于胆囊引流

2 胆囊管结石碎石、取石

病例 胆囊管结石碎石、取石

■ 病史摘要

患者女，33 岁，因"反复右上腹胀痛 2 个月"入院，外院 MRCP 示胆囊炎，胆囊颈部结石，胆囊管和胆总管汇合处结石伴胆总管扩张；Mirrizzi 综合征待排，遂于外院行 ERCP 手术，术中无法取出胆囊管结石，留置鼻胆管引流。后转至我院肝胆外科拟行胆囊切除手术。

■ 辅助检查

术前 MRCP 示胆囊壁增厚，胆囊管增粗，胆囊管与胆总管汇合处一充盈缺损，大小约 0.8cm（图 1）。

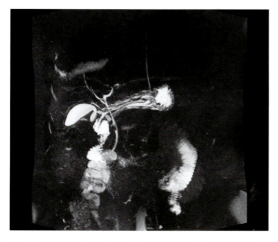

图 1　胆囊切除术前 MRCP 示胆囊壁增厚，胆囊管增粗，胆囊管与胆总管汇合处一充盈缺损，大小约 0.8cm

■ 结果

腹腔镜下胆囊切除术、ERCP 联合 eyeMAX 洞察成像系统检查

遂行腹腔镜下胆囊切除术，术中反复尝试无法取出胆囊管处结石。后于我科行 ERCP 手术，术前鼻胆管造影可见胆总管中段一半圆形充盈缺损（图 2）。

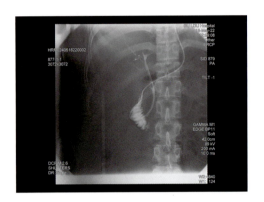

图 2　ERCP 术前鼻胆管造影见胆总管中段胆囊管开口处一半圆形充盈缺损，X 线下不可移动

eyeMAX 洞察成像系统所见

遂留置导丝于胆管内，循导丝置入 7Fr 超细经口胆道镜（图 3），于胆管内寻见胆囊管开口（图 4），胆囊管内见一结石（图 5），循胆道镜孔道置入钬激光光纤，于直视下行激光碎石（图 6、图 7）。碎石结束后，退出胆道镜，应用取石球囊取出碎石，再次造影见充盈缺损消失，最后留置鼻胆管引流（图 8、图 9）。

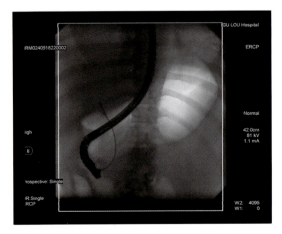

图 3　X 线下见 7Fr 超细经口胆道镜进入胆管内

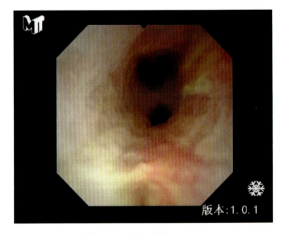

图 4　经口胆道镜下识别出胆囊管开口

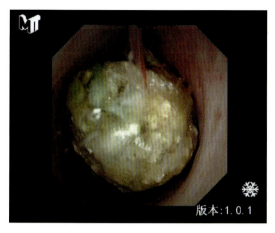

图 5　经口胆道镜进入胆囊管后见胆囊管内大结石

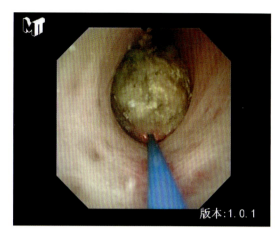

图 6　经口胆道镜直视下胆囊管结石行钬激光碎石

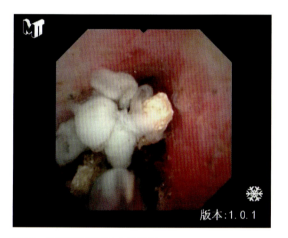

图 7　经口胆道镜下见大量碎石

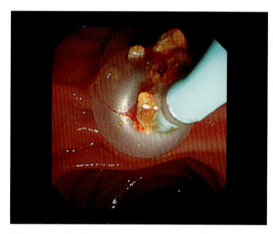

图 8　十二指肠镜下应用取石球囊取出胆囊管内碎石

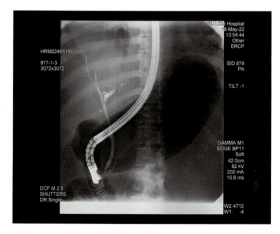

图 9　取石后封堵造影见充盈缺损消失

3 残端胆囊瘘内镜下封堵

（引用 GIE 病例报道）

发表于 Gastrointest Endosc. 2023 Nov;98(5):866-867.
原文 https://linkinghub.elsevier.com/retrieve/pii/S0016-5107(23)02689-5

病例 残端胆囊瘘（内镜下胆瘘封堵术）（引用 GIE 病例报道）

■ 病史摘要

患者男，34 岁，因"急性重症胰腺炎合并感染坏死"行"经皮金属支架引流 + 清创、经直肠金属支架引流 + 清创"（图 1），期间因胆囊穿孔行胆囊部分切除术，术后反复胆瘘，多次 ERCP 行鼻胆管引流均未解决问题。

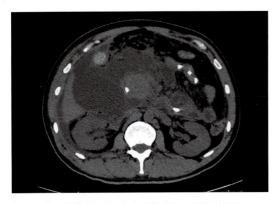

图 1　CT 可见胰腺周边多发感染坏死、胆囊内结石

■ 结果

内镜下胆瘘封堵治疗

ERCP 术中造影，见胆囊管、残留部分胆囊显影，造影剂循胆囊残端溢出至腹腔（图 2）。

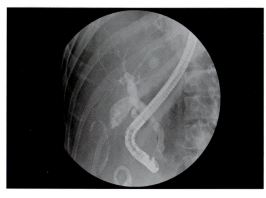

图2 ERCP 术中造影可见残留胆囊显影, 造影剂沿胆囊残端溢出

eyeMAX 洞察成像系统所见

遂导丝超选胆囊, 循导丝置入 7Fr 超细经口胆道镜, 胆道镜进至胆囊后于胆囊残端寻见瘘口, 瘘口处黏膜增生, 可见腹腔引流管一端 (图 3、图 4)。胆道镜退至胆囊管后定位封堵位置, 后循导丝置入切开刀于胆囊管行弹簧圈 + 组织胶注射, 后再次进胆道镜于胆囊管处见治疗后弹簧圈 + 组织胶 (图 5)。退出胆道镜后, 取石球囊清理胆总管, 留置鼻胆管引流 (图 6)。

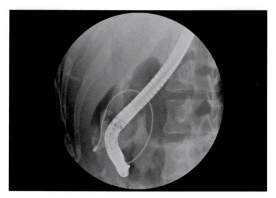

图3 ERCP 术中置入经口胆道镜, X 线下见胆道镜经胆囊管至胆囊残端

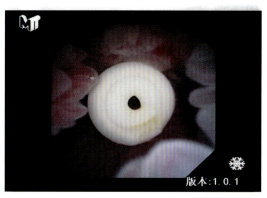

图4 经口胆道镜下见胆囊残端瘘口, 瘘口处黏膜增生, 可见腹腔引流管一端

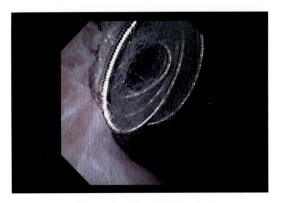

图5 经口胆道镜下见胆囊管处弹簧圈+组织胶

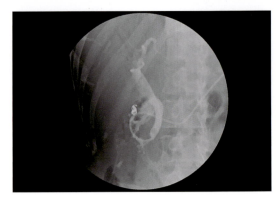

图6 术毕留置鼻胆管引流,X线下见弹簧圈位于胆囊管内

■ 诊断

残端胆囊瘘(内镜下胆瘘封堵术)。

■ 后续治疗

患者拔除鼻胆管和腹腔引流管,出院后常规随访,未见胆瘘、胆管炎、胆囊炎复发。

4 胆囊支架移位

扫码获取
配套视频

病例　胆囊支架移位

病史摘要

患者男，62 岁，因"经 ERCP 途径保胆取石术后半年复查"入院，半年前行胆囊取石后行鼻胆囊管引流术，术后将鼻胆囊引流管于十二指肠内剪断代支架使用。

辅助检查

本次复查腹部 CT 见胆囊支架完全移位至胆囊内（图 1、图 2），遂拟行胆囊支架取出。

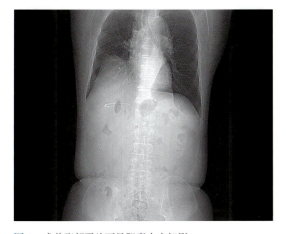

图 1　术前腹部平片可见胆囊内支架影

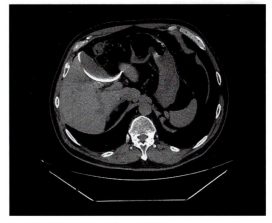

图 2　术前腹部 CT 见胆囊内支架，一端位于胆囊底部，另一端位于胆囊颈部

结果

ERCP 联合 eyeMAX 洞察成像系统检查

行 ERCP，透视见胆囊支架位于胆囊内（图 3），因胆囊管狭窄行扩张后，导丝超选进入胆囊（图 4）。

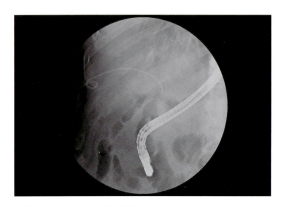

图 3　ERCP 术中透视见胆囊内支架

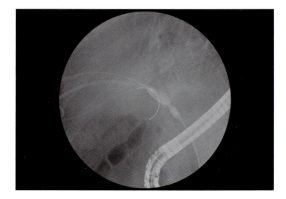

图 4　胆囊管狭窄行柱状球囊扩张

eyeMAX 洞察成像系统所见

后循导丝置入洞察胆道镜进入胆囊，见胆囊壁水肿情况较前明显好转，胆囊内已经未见胆囊结石（图 5、图 6），胆囊内见移位在内的鼻胆管代支架（图 7）。

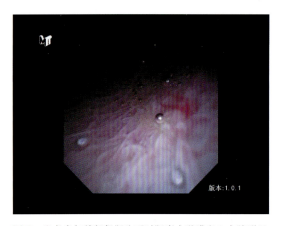

图 5　患者半年前行保胆取石时胆囊内黏膜充血水肿明显

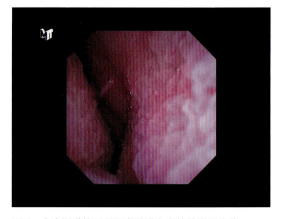

图 6　本次胆道镜下见胆囊黏膜炎症较前明显改善

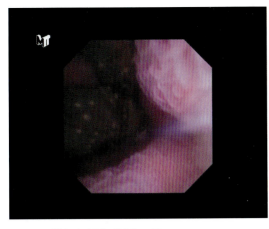

图 7 胆道镜下可见胆囊支架一端

退出胆道镜，循胆囊导丝先后置入取石球囊，圈套器尝试取出支架未成功。后再次置入胆道镜，置入胆道镜下取石网篮，多次尝试后套住支架，随镜取出（图 8）。后循导丝置入 7Fr、10cm 双猪尾胆管塑料支架，有胆汁流出（图 9）。

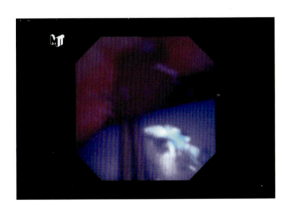

图 8 胆道镜下取石网篮套住胆管支架

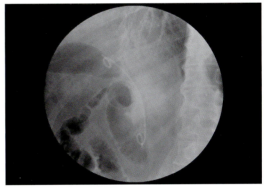

图 9 术毕于胆囊内置入一直径 7Fr、长度 10cm 双猪尾塑料支架，用于胆囊引流

5 胆囊息肉切除

病例 胆囊息肉

■ 病史摘要

患者男，21 岁，因"体检发现胆囊息肉 3 个月"入院，平常有间断右上腹部不适，反复沟通后要求行内镜下胆囊息肉切除治疗。

■ 辅助检查

术前上腹部平扫 + 增强 CT 见胆囊内密度不均匀（图 1）。

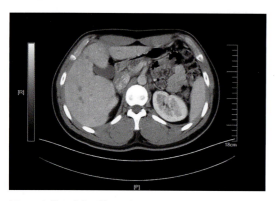

图 1　术前上腹部平扫 + 增强 CT 见胆囊内密度不均匀，未见明显隆起性病变

结果

ERCP 联合 eyeMAX 洞察成像系统检查

排除禁忌后行 ERCP：经口胆道镜直视下导丝超选胆囊管成功进入胆囊（图 2），但 9Fr 胆道镜无法通过胆囊颈管狭窄处，后循导丝置入 8.5Fr，9Fr，10Fr 及 6～8mm 扩张球囊逐级扩张胆囊颈管至 7mm 左右（图 3），后循导丝于胆囊内置入一根 1.0cm×11cm 筛状覆膜的金属支架，支架末端位于胆囊腔内，另一端位于十二指肠乳头口肠腔内，支架在位通畅（图 4、图 5）。

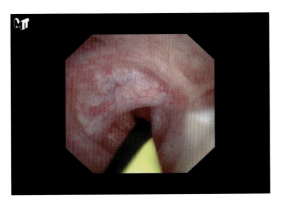

图 2 经口胆道镜直视下导丝超选胆囊管

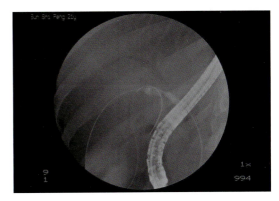

图 3 X 线下胆囊管狭窄行柱状球囊扩张

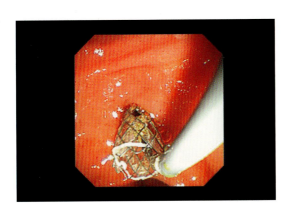

图 4 内镜下见胆囊金属支架置入

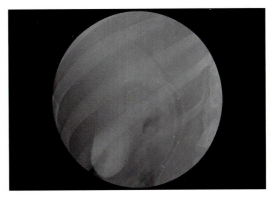

图 5 胆管金属支架释放后，于 X 线下见一端位于胆囊腔内，另一端位于十二指肠腔内，胆囊管处支架未充分展开

　　术后3天再次透视见胆囊金属支架胆囊管处仍未充分展开,循导丝置入胆道镜观察胆囊,见胆囊壁2个成形息肉形成(图6、图7),胆囊壁见广泛扁平多发黄点状胆固醇结晶附着(图8、图9),循导丝置入6~8mm三级扩张球囊逐级扩张胆囊颈管至8mm,后拔除金属支架,循导丝置入9Fr微创胆道镜进入胆囊,置入胆道镜下圈套器,反复多次圈套切除胆囊息肉(图10、图11),生理盐水冲洗胆囊,后循胆囊导丝置入鼻胆囊引流管,有胆汁流出(图12)。

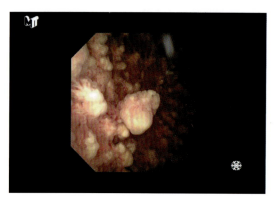

图6 经口胆道镜下胆囊胆固醇息肉隆起

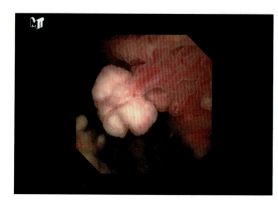

图7 经口胆道镜下胆囊胆固醇息肉隆起

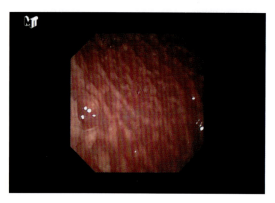

图8 经口胆道镜下胆固醇结晶

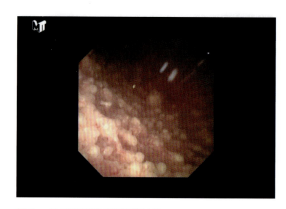

图9 经口胆道镜下胆固醇结晶

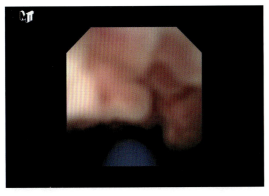

图 10　经口胆道镜下圈套器套取胆囊息肉

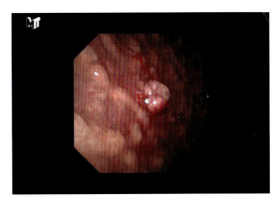

图 11　经口胆道镜下息肉切除后改变

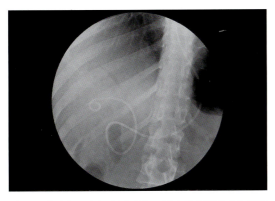

图 12　术毕留置鼻胆囊引流管，用于减少胆囊炎和胆囊
出血发生

■ 病理结果

胆囊：镜下为炎性渗出物和退变坏死组织，未见明确肿瘤。

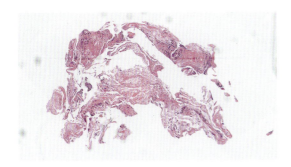

■ 诊断

胆囊息肉。

经口胆道镜在胆囊疾病诊治中的应用

胆囊疾病是消化系统常见疾病之一，包括胆囊结石、胆囊炎、Mirrizzi 综合征、胆囊息肉、胆囊腺肌症及胆囊癌等，其严重威胁着人们的健康。胆囊切除手术是治疗胆囊疾病的重要方式，但是胆囊切除手术并发症以及切除术后综合征也给患者带来新的问题和困扰。传统的诊断和治疗手段存在诸多局限性，而经口胆道镜技术的发展为胆囊疾病的内镜诊治带来了革命性的变化。胆囊疾病是传统 ERCP 的相对"盲区"，但是经口胆道镜可以实现胆囊疾病的可视化诊断和治疗，改变了胆囊疾病的诊疗模式。本文重点介绍经口胆道镜在胆囊疾病诊治中的重要应用，包括急性胆囊炎的引流治疗、Mirrizzi 综合征、胆囊管结石和胆囊结石的处理、胆囊良恶性疾病的可视化诊断及直视活检等。

1.经口胆道镜辅助下经乳头胆囊引流

经乳头胆囊引流对于特定高危胆囊炎患者有重要意义，但是在胆道镜出现前，传统 ERCP 在胆囊引流方面存在一些局限性，如导丝进入胆囊管的难度较大、胆囊引流成功率有限。虽然内镜胆囊引流创伤小，但技术要求高。术者不仅要有丰富的常规 ERCP 插管经验，还要有胆囊插管的经验和很高的插管成功率。

经口胆道镜的出现显著提高了经乳头胆囊引流的成功率。胆道镜直视下胆囊管开口识别和导丝超选技术克服了导丝进入胆囊管困难的问题。研究显示，在高手术风险患者中，经口胆道镜辅助下经乳头胆囊引流的成功率显著高于传统 X 线引导下的成功率。

2.经口胆道镜辅助下胆囊管结石和Mirizzi综合征的治疗

经口胆道镜辅助下液电或激光碎石治疗困难胆囊管结石已成为经口胆道镜治疗方面的重要应用。同样，经口胆道镜辅助下碎石治疗 Mirizzi 综合征和胆囊管结石安全有效。此外，胆道镜辅助下的取石网篮和球囊等器械可增加胆囊管结石的取净率，从而减少外科手术的需求。

■ 3.经口胆道镜辅助下胆囊结石的治疗

对于胆囊结石患者，经口胆道镜技术可以实现保胆取石，即在不切除胆囊的情况下取出结石。经口胆道镜辅助下保胆取石是近年提出的全新术式，它通过在胆囊和乳头口放置胆道金属覆膜支架建立通道，待支架稳定后利用取石器械从金属支架通道进行取石，结石较大时，可进行经口胆道镜辅助下液电或激光碎石治疗。对于较小结石，无法通过常规取石附件完成取石的，也可以通过经口胆道镜下取石网篮或球囊进行取石。目前，该术式仍在摸索阶段，操作中有诸多细节需要探讨，比如乳头切开尺寸、是否同时置入胆管和胰管塑料支架、保胆取石适应证、术后结石复发等。但是，经口胆道镜辅助下的保胆取石有望成为胆囊结石治疗的新突破。

■ 4. 胆囊良恶性疾病的可视化诊断

经口胆道镜能够实现胆囊良恶性疾病的可视化诊断和直视活检。但是，关于既往经口胆道镜进入胆囊内诊断病变的成功案例报道有限，笔者进一步分析原因发现：传统经口胆道镜的尺寸均在9Fr以上，对于胆囊管狭窄或者角度较大时，胆道镜无法顺利通过胆囊管。因此，笔者所在科室与国内经口胆道镜生产公司联合研发了超细经口胆道镜，其直径为7Fr。前期研究发现超细经口胆道镜可显著提高胆囊疾病的可视化诊断率，使得胆囊疾病的诊断更加精确，减少了误诊和漏诊的情况。目前，笔者已通过经口胆道镜成功对胆囊结石、萎缩性胆囊炎、瓷化胆囊、胆囊息肉、胆囊癌、胆囊神经内分泌肿瘤等众多疾病实现了直视诊断，并对部分病变实现了直视下活检。在胆道镜直视下，医生可以精确地钳取病变组织进行活检，从而提高病理诊断的准确性，这对于胆囊良恶性疾病的鉴别诊断具有重要意义。

■ 5. 其他潜在应用

经口胆道镜在复杂胆瘘堵漏、胆囊息肉切除、恶性病变的局部治疗等方面也显示出潜在的应用价值。例如，经口胆道镜下圈套器或热钳在直视下切除胆囊息肉；胆道镜能够寻找到复杂胆瘘位置并进行封堵，从而解决传统方法难以处理的胆瘘问题。

经口胆道镜技术的出现为胆囊疾病的诊治提供了新的手段。其直视下的观察和治疗不仅提高了诊断的准确性，还为患者提供了更为安全、有效的治疗方案。然而，这一技术仍存在一些挑战，如胆道镜的尺寸问题、操作难度等。未来，随着技术的不断进步和临床经验的积累，经口胆道镜在胆囊疾病诊治中的应用将更加广泛。

参考文献

[1] Ridtitid W, et al. Single-operator peroral cholangioscopy cystic duct cannulation for transpapillary gallbladder stent placement in patients with acute cholecystitis at moderate to high surgical risk (with videos). Gastrointest Endosc. 2020;92(3):634-644.

[2] Bhandari S, et al. Usefulness of single-operator cholangioscopy-guided laser lithotripsy in patients with Mirizzi syndrome and cystic duct stones: experience at a tertiary care center. Gastrointest Endosc 2016;84(1):56-61.

[3] Hao Y, et al. Gallbladder-preserving cholecystolithotomy. Expert Rev Gastroenterol Hepatol 2022;16(3):265-272.

[4] Zhou L, et al. Feasibility of gallbladder lesion visualization using a novel ultrafine peroral cholangioscopy: A preliminary investigation. Dig Liver Dis 2024;56(5):841-846

[5] Liu M, et al. Coil embolization and cyanoacrylate injection for gallbladder fistula after pancreatic infectious walled-off necrosis. Gastrointest Endosc 2023;98(5):866-867.

[6] Tao L, et al. Gallbladder polyp removal by hot biopsy forceps under direct visualization using a novel peroral choledochoscope. Gastrointest Endosc 2023;98(6):1030-1031.